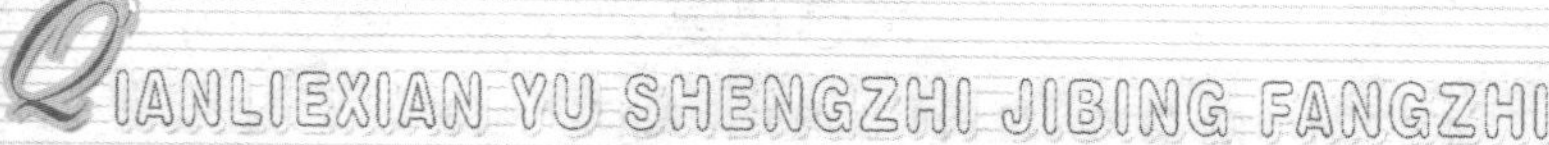

前列腺与生殖疾病防治

主　编　王　义

副主编　周　哲　贺利军　吝战权

河南科学技术出版社

·郑州·

内容提要

本书由长期从事泌尿男科工作的专家编写，内容涵盖了男性从出生到衰老整个一生中常见的男性生殖健康问题和预防保健知识。本书的编写以中国和欧洲、美国等制订的最新泌尿男科指南作为参考，有循证医学和大数据的支持，融入了当前国内外对男性生殖健康的新进展，新认识。全书简要介绍了前列腺疾病及生殖健康的定义、临床表现、病理病因、基础检查、诊断等基础知识，重点介绍了前列腺疾病的治疗和预防措施。本书适合患有前列腺疾病者及大众阅读。

图书在版编目（CIP）数据

前列腺与生殖疾病防治/王义主编. —郑州：河南科学技术出版社，2020.6（2021.9 重印）

ISBN 978-7-5349-9956-7

Ⅰ.①前… Ⅱ.①王… Ⅲ.①前列腺疾病－防治②男性生殖器疾病－防治 Ⅳ.①R697

中国版本图书馆 CIP 数据核字（2020）第 068576 号

出版发行：河南科学技术出版社
北京名医世纪文化传媒有限公司
地址：北京市丰台区万丰路 316 号万开基地 B 座 1-115　邮编：100161
电话：010-63863186　010-63863168

策划编辑：焦万田
文字编辑：郭春喜
责任审读：周晓洲
责任校对：龚利霞
封面设计：中通世奥
版式设计：崔刚工作室
责任印制：苟小红
印　　刷：河南省环发印务有限公司
经　　销：全国新华书店、医学书店、网店
开　　本：850 mm×1168 mm　1/32　**印张**：6.75　**字数**：140 千字
版　　次：2020 年 6 月第 1 版　2021 年 9 月第 2 次印刷
定　　价：25.00 元

前言

男性是社会生产和生活的主要力量，承担着巨大的社会压力和家庭责任。激烈的社会竞争，巨大的工作压力，环境污染的加重，食品安全问题的突出，这些对男性生殖健康有较大的影响。我国男性生殖健康状况目前总体上不容乐观，中华医学会男科学会针对中国男性的健康状况调查显示，25－50 岁年龄段的中青年男性有 89％的人正在遭受前列腺炎、性功能障碍、男性不育等各种男科疾病的侵袭。在中国 40 岁以上的男性中，40.2％的人曾遭遇勃起功能障碍的折磨。中国不孕不育患者已超过 5000 万，占育龄人口的 15％，其中男性不育者占 33.15％。某市 832 名男性婚检者中，仅有 233 例（28.00％）受检者精液质量各项指标符合标准。目前，已经确定的男性生殖系统疾病有 163 种之多，其发病率居心血管疾病和癌症之后，位列第三。而与此形成鲜明对比的是由于涉及个人隐私或对男性生殖健康疾病的危害缺乏充分认识，仅有 9％的早泄患者、12.1％的勃起功能障碍患者寻求治疗。男性自身生殖健康意识淡漠，社会关注度不够。

男性生殖健康包含了生殖器官功能的正常健康，生殖过程中的精神心理状态的健康，生殖行为所涉及的社会因素健康等3种健康状态。由于受雄性激素影响，男性的外在往往显得更高大健壮，符合人们在审美观上对“强者”的定义。但这并不代表男性在生理、心理或基因层面比女性更优秀。生理学及心理学上的研究已经发现男性比女性更脆弱，男性的平均寿命短于女性，便是男性最明显的宏观弱势。正所谓“强者不强”，因此男性需要家人和社会给予更多的关怀。

本书由长期从事泌尿男科工作的专家编写，内容涵盖了男性从出生到衰老整个一生中常见的男性生殖健康问题和预防保健知识。本书的编写以中国和欧洲、美国等制订的最新泌尿男科指南作为参考，有循证医学和大数据的支持，融入了当前国内外对男性生殖健康的新进展，新认识。

参与本书编写工作的有北京大学首钢医院吴阶平泌尿外科中心王义、贺利军主任医师、周哲副主任医师、赵文锋硕士，北京石景山医院吝战权副主任药师，北京大学第三医院男科中心刘德风博士，感谢他们的辛勤劳动。

本书编写参考了《中国泌尿外科疾病诊断治疗指南》《中国男科疾病诊断治疗指南》及 *American Urological Association - Guidelines*，部分插图及数据来源于网络。

王　义

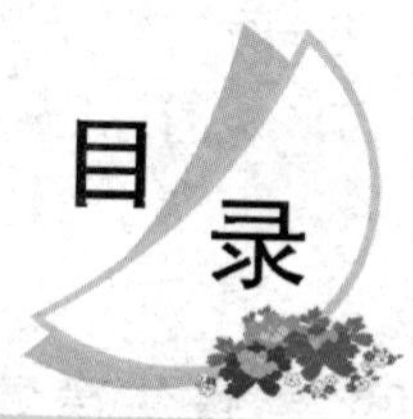

目录

一、男性生殖健康的内涵、现状和误区

1. 健康的概念

世界卫生组织(World Health Organization,WHO)是国际上最大的政府间卫生组织,是联合国下属的一个专门机构,总部设置在瑞士日内瓦,只有主权国家才能参加,其宗旨是使全世界人民获得尽可能高水平的健康。WHO认为,健康不仅为疾病或者羸弱之消除,而系体格、精神与社会之完全健康状态。通俗地讲,健康是指生理、心理及社会适应三个方面全部良好的一种状况,而不仅仅是指没有生病或者体质健壮。在我们的传统观念里常常认为有了强健的体魄就是健康,这是不全面的。除了身体的健康,还要有良好的精神状态,能够理智、现实地面对和解决社会生活中各种各样的问题,这样才能称之为健康。那么,影响我们健康和寿命的因素有哪些呢?世界卫生组织给出了答案,每个人的健康和寿命60%取决于自己、15%取决于遗传、10%取决于社会、8%取决于医疗条件、7%取决于气候环境。这就明确地告诉我们:自己的健康和寿命把握在自己手里！这和我国三国时期的养生著作《仙经》“我命在我，不在天”的说法不谋而合。我们如何才能维护好自身的健康呢？这就需要我们主动掌握健康知识，尤其是要掌握疾病预防的科学知识，养成良好的生活习惯，并且落实于我们的生活、家庭和工作中。

 2. 男性生殖健康

男性生殖健康是指生殖系统及其功能和过程中所涉及的身体、精神和社会等方面的健康状态。生殖健康除了生殖器官功能正常健康，精神及性心理健康状态，还要在生殖行为所涉及的社会道德、伦理、法制等因素上均处于健康的状态。男性生殖健康涉及生理、心理和社会等诸多领域，包括男性性健康、男性生殖健康、男性生殖系统各器官的健康等。男性生殖健康的问题贯穿了男性从呱呱坠地到耄耋之年一生的全部过程，每个年龄阶段的男性都有不同的生殖健康问题和需求。

男人是船，健康是帆，拥有健康的好身体，才能在人生的海洋里勇往直前，到达幸福的彼岸！

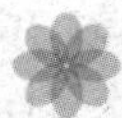 3. 我国男性生殖健康现状

随着生活节奏加快、社会竞争加剧，以及一些新兴产业带来的环境污染，我国男性生殖健康状况日趋恶化，令人担忧。相关资料显示，我国25%的男性有性功能或性心理障碍；40.2%的人曾遭遇勃起功能障碍的折磨；50岁以上男性中40%受到不同程度的前列腺疾病困扰；成年男性性病的

患病率达6.5%。截至2017年6月底,中国不孕不育患者已超过5000万,占育龄人口的15%,其中男性不育者占33.15%。2016年,某地级市征兵体检中男性精索静脉曲张占不合格人数的8%;男性精液质量急剧下降,成年男子精子生成量比50年前减少了一半。捐精人群中,大学生群体精子合格率仅20%;由于男性雄激素分泌减少,更年期前移,原本55岁左右才会出现的更年期症状,在40岁左右男性中已经出现。男性生殖系统疾病发病率呈快速上升趋势,关注男性生殖健康,让男性享有生殖健康的权利,使男性自身受益,有助于全社会生殖健康水平和人口素质的提高。男性的生殖健康不仅需要全社会关注、家人关心,作为主角的男人自己更要重视。

4. 我国男性对生殖健康的认识误区

(1)男性生殖健康就是"性"健康:男性生殖健康主要涉及性生理和性心理健康,优生优育,男性生殖系统健康三大领域。在社会上,很多人认为谈起男性生殖健康就是谈"性",羞于启齿,也不愿意和医学专家进行沟通。很多男性将工作繁忙,休息不好带来的腰酸背痛,头晕乏力,失眠多梦,夫妻生活不协调归因于"肾虚",私下去药店或根据广告购买所谓的补肾药。男性的性活动受多方面因素影响,不能简单地认定为"肾虚",如果患者被盲目滥用补肾壮阳药品,不但会使自己辛苦挣来的血汗钱打水漂,甚或给身体带来危害。

(2)男性的性心理健康不受重视:随着生活节奏的加快及社会竞争加剧,巨大的工作及心理压力会导致男性内分泌失调，自主神经功能紊乱。家庭、学校往往只重视孩子的身体发育和学习成绩，忽略了对男性性心理的正确引导，高校中男男同性恋和较高的艾滋病发病率已为我国性心理健康教育敲响了警钟。每天处于高度紧张及精神压力下的男性，会不同程度地出现精神委靡、情绪起伏、性冷淡等疾病症状，再加上许多男性有吸烟、饮酒的不良习惯，就容易引起生殖健康方面的疾病。男性性心理学的知识对于建立健康的性心理状态，正确地分析、防止异常性行为是极为重要的。

(3)男性生殖健康无关紧要：因为对男性生殖健康不了解，在众多的不育不孕夫妻中，接受检查的绝大部分都是女性。其实，女性不孕，有一半原因在男子本身。近年来，男性精子数量减少、精子活动力变弱，畸形精子数量增加等，导致精子受孕能力差，男性生育能力下降。保持健康的心理及夫妻生活，积极了解男性生殖健康知识，是保障男性生殖健康的关键。

(4)“难言之隐”害终身：许多男性讳疾忌医，觉得患了生殖系统疾病是不光彩的事，出于保护自己隐私，更怕有损名声，丢了“面子”，不敢到正规医院治疗，或是硬撑着，或者凭小广告偷偷去一些小诊所求治。这种不健康的就医观念往往会导致疾病延误治疗，对健康造成更大的危害。男性应该养成正确的健康观念，大大方方地学习男性生殖健康保健知识，从改善日常生活习惯做起，积极关心自己的身心健康。男性生殖系统疾病和其他系统器官疾病一样，并不都是和道德品质绑架在一起的，应及时就医。

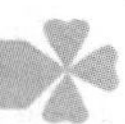

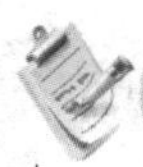

健康小贴士

健康不仅仅是不得病，男性不但要有健康的体魄，还要不断培养自己良好的心理素质，营造和谐家庭氛围，以积极的心态融入社会及团队工作中。走出男性生殖健康误区，用科学的男性生殖健康知识来保护自己。

二、男性各年龄段生殖健康管理

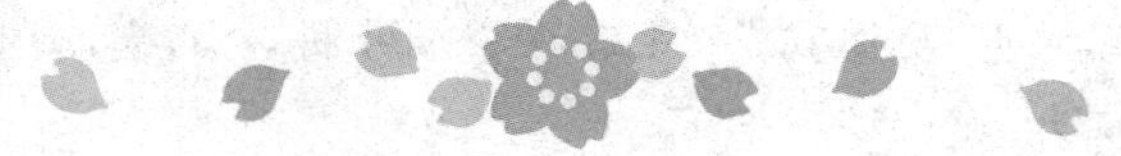

健康功课伴一生，不同年龄课不同。
少时家庭学校帮，健康习惯培养成。
青壮切莫太透支，不然危及下半生。
老来知足心胸宽，家庭社会共担承。

男性一生承载着更多的期待和压力，生殖健康是男性一生的功课。不必讳言，我们的社会离不开人情交往，许多男性的社交行为及缓解压力的方式都以损害自身的生理健康为代价。男性的生理健康与生殖健康密切相关联，在男性生命的不同年龄阶段，生殖健康存在着不同的特征。目前，世界卫生组织提出了新的年龄分段，将 44 岁以下定义为青年人，45－59 岁为中年人，60－74 岁为年轻老年人，75－89 岁为老年人，90 岁以上为长寿老人。这 5 个年龄段的划分，把人类的衰老期推迟了 10 年，对人们的心理健康和抗衰老意识将产生积极影响。本章节根据泌尿男性生殖系统疾病的好发年龄和不同年龄的代谢内分泌变化来划分年龄段进行论述，便于大家理解。男性个人或者家庭成员了解不同年龄段的生殖健康问题，根据不同需求进行综合健康管

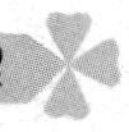

理，对男性生殖健康、家庭和谐有重要作用。

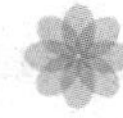

1. 朦胧好奇儿童期（出生至 12 岁）

男孩从出生到 12 岁是从婴儿到青少年的成长期，这个时期儿童求知欲强烈，对世界上的万事万物充满了好奇。小儿生殖健康问题对于许多人还是个观念“盲区”，需要家长、学校和社会的特别关爱。

家长应注意观察及检查男孩的阴茎、包皮、阴囊和尿道外口的情况。注意检查龟头能否外露、阴囊内能不能触及睾丸、尿道外口位置和阴茎外观是否正常及排尿时尿线是否冲向正前方等，以便尽早发现隐睾、尿道下裂、隐匿阴茎等先天性疾病，尽早治疗，以免影响生殖系统发育，造成患儿心理和生理障碍。小儿包皮过长和包茎部分可自愈，否则应在适当时机进行手术治疗。家长和孩子应注意的是，包皮是一个藏污纳垢的地方，平时一定要注意个人卫生，经常上翻包皮清洗包皮垢，保持局部清洁干燥。

此年龄段，男孩是从无性到有性过度的心理萌芽阶段，家庭、学校和社会都有责任和义务正确引导孩子的性健康成长，给予一些生殖健康知识辅导，而不是一味的以孩子是“垃圾筐捡的”“充电话费送的”来搪塞孩子“我从哪里来?”的问题。我曾经到过几个小学给高年级男孩子们辅导生殖健康知识，发现 10—12 岁的男孩对一些性知识在朦胧中充满了好奇，提出的问题千奇百怪，除了“我是从哪里来的?”这类问题外，竟然还会问“什么是人妖”“什么是同性恋”“什么是太监”等问题，如果我们不给他们灌输正确的性知识和性观念，他们就可能在试图寻找答案的时候跑偏。关于孩子性教育的问题，家长要做到坦然面对，因为这些问题在孩子眼里，与“小鸟为什么会飞？我也能飞吗？”没有什么两样，要给予正面回答，不要遮遮掩掩。另外，健康性知识的普及要循序渐进，不同年龄段的孩子对外界的认知不同，提出的问题和接受理解能力也差别很大。

家长除了给孩子提供必要的膳食营养外，应着重培养孩子良好的饮食习惯，正所谓“胃是有记忆的”，小时候养成偏食、挑食的习惯，长大是很难纠正的。某些快餐或者小食品中含有过量的防腐剂、激素催熟剂等，对男孩的第二性征发育会造成影响，家长应尽量养成孩子远离这些食品的饮食习惯。

2. 情窦初开青春期(12—20 岁)

青春期是人体迅速生长发育的关键时期，身体内外都会发生许多巨大而奇妙的变化，也是身体、心理、意识都逐渐走向成熟的过程。此时期男孩睾丸体积变大，阴茎发育。睾丸组织产生的雄性激素量显著增加，身体也发生相应的变化：胡须、体毛出现，喉结突出、声音变粗，有时会有遗精现象。这个年龄段是睾丸生长发育的关键阶段，睾丸扭转、睾丸肿瘤、精索静脉曲张等疾病发病率较高。此外，包皮过长、包茎、流行性腮腺炎合并的睾丸炎、肥胖患儿的阴茎短小等也较常见。这些问题有可能会影响阴茎发育，或影响以后男性的生育能力或影响性功能。了解和掌握这一时期男孩身体和心理的变化，有利于男孩顺利度过青春期，较好地完成中学学业。

青春期与儿童期区分的界限是性的成熟。对于男性来说，性成熟的标志是射精，夜间睡眠时射精称为遗精。遗精

是男性青春期常见的生理现象，对身体健康并没有害处。初次出现遗精往往会使有些孩子感到恐惧或者有羞耻感，父母要正确引导，其实这才是他成为男子汉的开始。手淫是一种合理的性宣泄手段，对身体或精神都是无害的。但过度频繁的手淫和过频的遗精一样，会对孩子身体主要是心理产生一定的影响，有一些青春期男孩因为手淫而陷入自责和深深的痛苦之中，这完全没有必要。对于青春期男孩来说，不要因为好奇而开始手淫，也不要因为自己有手淫而产生烦恼，已形成手淫习惯的男性要有克服的决心并付诸行动，努力克服以后就不要再担心了，这样便不会对以后的生活有任何不良的后果。

青春期以性成熟为主要内容的生理成长，对青春期男孩的心理及社会方面有着重大的影响，青春期男性的性冲动，生殖器官发育成熟的变化，都可能给青春期男孩造成困扰。青春期要警惕睾丸和阴茎还像幼儿一样大小，没有出现阴毛、胡须、喉结等男性第二特征的性发育不良。若怀疑有上述情况，应及时到专科医疗机构就医，医师可以根据不同年龄段睾丸大小模具进行测量判断其发育情况。性发育不良的治疗是有时效性的，最理想的治疗时间一般在青春期结束以前，所谓“机不可失，时不再来”。若过了一定的年龄段后，也就失去了治愈的机会，对男性的成长及性心理发育会产生重大影响，同时会出现自卑、不安、焦虑等心理问题。

青春期男性正处于人生的黄金时代，正是学习科学文化知识，增强体质，锻炼意志，培养素质，决定人生走向的关键时期。如果缺乏正确的教育和引导，当出现身体体征变化、被异性吸引，或者出现遗精、手淫等现象时，许多孩子会产生很大的心理压力，甚至影响学业和身心健康。学校、家庭、社区和专科医疗机构应该有机地结合起来，积极开展性教育和男性生理常识普及教育，让性健康教育走进课堂，让青春期的孩子了解男性机体的奥秘，培养健康的性心理。

3. 成家立业壮年期(20—40岁)

20—40岁是男性的成年期，大部分男性在这个阶段成家立业结婚生子。在事业上处于打拼的关键时期的男性，交友广、应酬多，无暇顾及自身的健康，此时的男性处于上有老下有小的家庭生活状态，家庭的责任感也给他们带来了双重的压力。大多数男性也是在这一阶段开始沾染吸烟喝酒的不良嗜好，吸烟可导致精子质量下降，不但会引起不育，对胎儿的质量也有影响；过量饮酒也会影响性生活的质量。精索静脉曲张、急慢性睾丸附睾炎、附睾肿物、睾丸鞘膜积液等疾病容易在这个年龄段发病。

我们把壮年期分为20—30岁和30—40岁两个不同的年龄阶段，20—30岁的男性新陈代谢、激素分泌旺盛，体力、精力正处在一生中的巅峰状态。这个阶段也处于性的巅峰时期，性兴奋快，性活动频繁。男人的性功能成熟，性意识非常强烈，“梦遗”“自慰”等比较常见，这些状况会造成前列腺的反复充血，易导致急慢性前列腺炎的发生。20—30岁男性往往精力充沛，做什么事情也不觉得累，即使是体力透支、劳累过度也能很快恢复过来，因此在这个阶段需要培养良好的性意识和健康的性习惯。如果不加节制地透支健康，将会给以后的身体健康带来很多问题。

20—30岁是成家立业和生育的最佳时机，虽然新的《婚

姻法》没有了强制婚前检查的规定，但是对于即将登上婚姻殿堂的准夫妻来讲，关注对方的身体健康，是二人幸福的基础。婚前检查的内容包括病史的询问、体格检查及优生优育科普知识普及等几部分。我们提倡准夫妻在结婚以前应做一次全面的生殖健康检查。

30—40 岁这个年龄段男性生理功能处于维持期或者会出现下降的苗头，雄激素的分泌也开始减少，偶尔会感觉体力、精力不如从前。由于代谢、内分泌和生活习惯的改变，脂肪肝、高血压、糖尿病等疾病的发病情况会增多。男性进入壮年期以后，健康的关键在于膳食平衡，加强身体锻炼，定期进行体检，养成良好的生活习惯，不酗酒、不吸烟，从而维持好良好的精神状态和性功能。

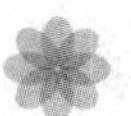

4. 危机四伏中年期(40—50 岁)

男性 40 岁以后，往往事业有成，身体状况和心理状况会发生一些变化，所面临的困惑和承受的压力也增大，进入我们常说的“中年危机”期。整体健康状况比起前一阶段会有下降，感觉体力不如从前，情绪不稳定、睡眠不佳、心理压力大。在这个年龄段，部分男性会出现不同程度的生殖健康方面的问题，如勃起功能障碍、早泄和前列腺炎等。患者往往或碍于情面不去求医，或掉以轻心不予重视，不愿意去正规医院治疗，常常自己服用一些效果不明确的保健品，容易进入健康的误区。

在这个年龄阶段，男性由于生活不规律、过多摄入高热能饮食及体内雄激素含量减少，容易造成脂肪堆积，出现小肚腩、腰围加宽、身体发胖等，这是危及健康的信号，应该通过控制饮食、加强锻炼来进行改善。随着年龄的增长，机体内分泌的变化及各种污染有害物质的蓄积，男性精子质量下降，生育能力也大大降低。因此，单纯从男性方面来说，家庭的优生优育最好在40岁以前完成。

40—50岁的男性应注重营造和谐的家庭生活，家庭的和睦有利于消除工作和生活中的紧张情绪。有的男性以为“人到中年万事休”，工作没有积极性，性生活也抱着“应付差事”的态度。其实，适量和健康的性生活有利于夫妻间生理、心理的交流和沟通，有助于生理功能调节，也有利于保持积极的心态。此年龄段若性功能方面出现任何的问题都应以积极心态面对，接受正规的治疗和心理咨询。

这一阶段的男性保持良好生活习惯非常重要。要进行适当的体育锻炼和户外活动，生活规律保证充足睡眠时间，减少不必要的应酬。充分认识到戒烟的重要性和必要性，养成多吃胡萝卜、葱、蒜、蔬菜和水果，多吃鱼类，经常喝茶的良好生活习惯。

5. 力不从心中年期(50—60岁)

50—60岁的男性，已经进入更年期(准确地说应该是易患男性雄激素部分缺乏综合征时期)。这个时期的男性新陈代谢变缓慢、体力下降、性功能减退、记忆力差、皮肤松弛等衰老症状逐渐显现。甚至会出现“三天前的事不记得了，三十年以前的事历历在目；躺着睡不着，坐着就睡着了”的现象。这个时期最易出现的男性生殖健康问题是性功能减退和前列腺疾病。男性发现自己晚上要起夜小便了，开始出现尿频和排尿不尽等症状，这是良性前列腺增生症的早

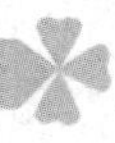

期表现。性生活时也常常会出现“力不从心”。一项调查研究显示:50 岁以上男性约有 40%患有不同程度的勃起功能障碍,而真正寻求专科医师帮助的却不到 1%。在男性更年期,体内的激素水平和心理状态会发生变化,如果这个变化过程比较缓和平坦,本人或周围人可能没有明显的异常感觉;如果变化来得过于猛烈,就会表现出不同程度的精力下降、烦躁抑郁、性功能减退等身心异常的更年期症状和体征。

在这一阶段男性体检时一定不要忽视前列腺的检查。建议每年进行前列腺特异性抗原(PSA)检测,前列腺特异性抗原在前列腺癌的筛查中有重要作用。在更年期阶段,一要从心理上接受身体各方面的变化,注意改变自己的不健康生活方式;二要善于控制自己的情绪,心平气和地对待矛盾、挫折,妥善处理家庭和人际关系,避免焦虑、烦躁情绪。更年期症状明显者那就是疾病了,需要医师为您系统的诊断和治疗。

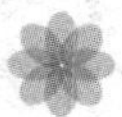

6. 夕阳无限老年期(60 岁以上)

步入 60 岁以后的男性,对身体的内分泌和健康状况改变已经能够适应,变得通达明理。此时期男性身体功能明显衰退,皮肤粗糙、睡眠减少、记忆力更不如从前,高血压、糖尿病、心脏病、肿瘤的发病率明显提高,进入了“病找人”的阶段。就男性生殖系统来说,前列腺增生、前列腺癌是影响老年男性生活质量和寿命的主要疾病。

最新调查显示:我国 60 岁以上老年男性约一半存在良性前列腺增生。良性前列腺增生可引发夜尿次数增多、尿流细弱、排尿等待、排尿不净等症状,甚至引发包括急性尿潴留在内的严重并发症,严重影响老年男性患者的生活质量。老年前列腺增生的治疗有观察等待、药物治疗和手术治疗等方法。前列腺癌早期和良性前列腺增生症状相似，容易漏诊，被称为男性健康的隐匿杀手，我国前列腺癌的发病率呈明显增高趋势，积极做好前列腺癌筛查，早期诊断，早期治疗非常重要。

尽管由于身体器官自然衰老及其他疾病的影响，老年人的性功能逐渐退化，但是老年人的性活动也是正常的需求，性生活的同时可以用言语、抚摩、感情沟通等方式达到满足，这需要得到社会和家人的理解。有一句话说得好，“人老不是因为体弱多病而老，而是无意间将自己的青春丢到一个连自己都说不清楚的地方”。因此，老年人要人老心不老，保持乐观的心境，不要让自己外表和体能的变化影响情绪，顺其自然保持性生活，心情舒畅地度过晚年。

网络上有个帖子，生动地描述了老年人应有的健康生活方式，品之有味，做之有益。分享给老年朋友们，祝大家健康长寿。

天尚好，云已散，夕阳正把黄昏恋；退了休，上了岸，人生旅途又一站；图心宽，求康健，是是非非全看淡；钱多少，莫细算，多活几年就是赚；柳树旁，小河畔，手把鱼竿放长线；没有鱼，也无憾，开心健体是关键；练歌房，把歌练，好歌不怕唱千遍；心情好，唱不厌，所有烦恼都驱散。保健康，驱病患，早晚户外走两遍；保健品，不保健，不如每天都锻炼。静与动，常变换，电视闲书适当看；取笔墨，拿纸砚，文房四宝摆上案；先抬肘，再悬腕，飞笔行墨似舞剑；人难免，有恩怨，就此一笔全了断。学诗词，阅万卷，写得春天百花艳；写内心，写表面，写好人生各阶段；写春鸟，写秋雁，春花净尽

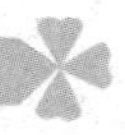

秋花绽；说一千，道一万，夕阳红时最风范。家务活，都会干，全听老婆一声唤；出点力，流点汗，争取当个模范男；心态好，是关键，老来幸福金不换！带老婆，四处转，游山玩水拜寺院；对儿女，别埋怨，遇事多把自己劝；儿女钱，也有限，给他火盆添点炭；虽有理，也不辩，姑爷媳妇不讨厌；对生活，不厌倦，要为家庭做贡献。老朋友，常见面，不能见面也无憾；感情深，未必见，只要心里常挂念；玩微信，点个赞，不是相见似相见；山不转，人还转，总有机会能见面。早中晚，三顿饭，多菜少肉常吃淡；宁可缺，不可滥，养成饮食好习惯；学饮食，长经验，吃好这碗长寿面；坏毛病，快改变，要给身体道个歉。进豪宅，住宝殿，不如安居两间半；孙子乖，绕膝转，天天都把爷爷伴；想观景，家里看，这是一道风景线；走好路，往前看，回头未必就是岸。没有愁，没有怨，幸福晚年才实现！

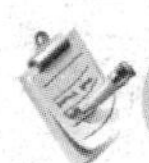

健康小贴士

健康处方：岁月的美在于流逝，花开花落间，萎缩了睾丸，肥大了前列腺。在生命的不同年龄阶段，男性生殖健康存在着不同的特征。本章简述了不同年龄阶段男性生殖系统常见的生理、病理变化和容易发生的相关疾病，以及个人、家长、家庭在每一个阶段应注意的生殖问题。在后面的章节里，我们将对常见疾病的治疗和保健知识进行较为详尽的论述。让健康的科普知识和生活方式保护我们一生。

三、男性生殖器官的组成和功能

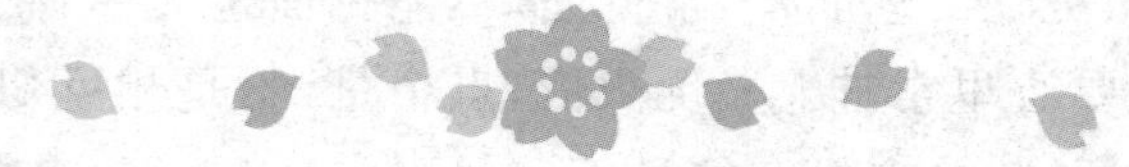

男性生殖系统担负着分泌雄性激素和人类繁衍的重任，由外生殖器和内生殖器两部分构成。外生殖器包括阴茎和阴囊，阴茎是男性的主要性器官，男性尿道外口位于阴茎的头顶部，内口起源于膀胱，是一条细长的管状通道，除了排尿功能外，也是精液排出的通道。

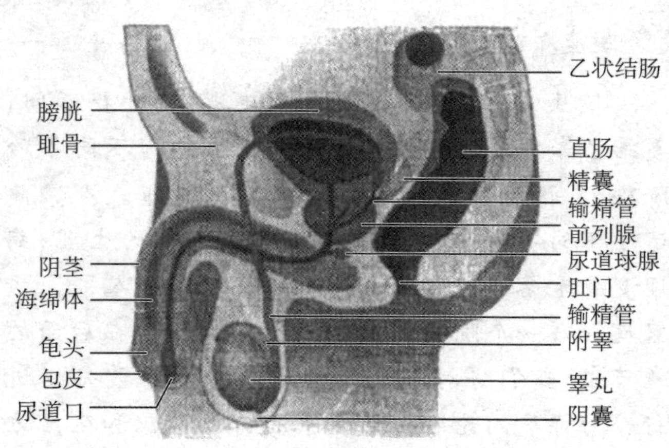

男性生殖系统组成示意图(正中矢状面)

内生殖器由阴囊内的睾丸、附睾、输精管道和附属腺体等组成。睾丸是男性的生殖腺，它不但是产生精子的地方，而且能够分泌雄性激素，刺激男性发育，对男性第二性征的产生，保持男性的发育、男性对异性的向往、性兴奋、性欲望和性活动有重要的作用。附睾有暂时储存精子并使之进一步发育成熟的作用。精子通过输精管和射精管进入尿道排出体外。附属腺体有精囊腺、前列腺和尿道球腺，这些腺体的分泌物参与精液的组成，为精子提供营养，增强精子的活力。

1. 睾丸

睾丸的主要作用是产生精子和分泌雄性激素。精子在睾丸产生后贮存于附睾中，射精时精子会经过输精管、射精管和尿道排出体外。

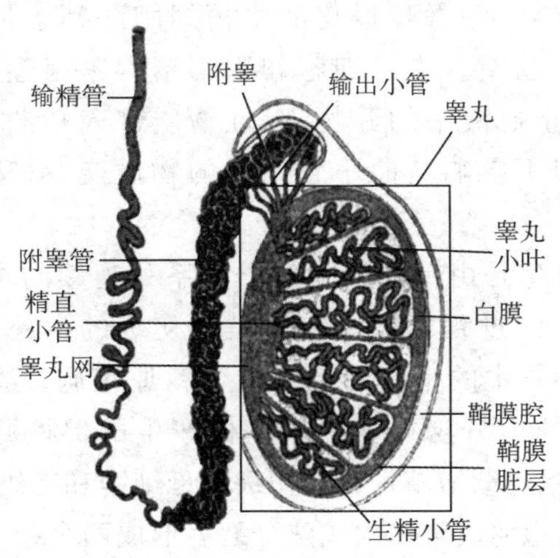

睾丸结构示意图

睾丸位于阴囊内，左右各一，中间有分隔，两侧不相通。睾丸呈卵圆形，成年人的睾丸体积为 4.5cm × 2.5cm × 3.0cm 大小。睾丸在性成熟期以前发育较慢，随着性成熟及年龄的发育生长较快，老年人的睾丸随着性功能的减退而萎缩变小。研究发现，老年人睾丸中主要产生精子的精曲小管趋于萎缩，但是仍有少量精子生成，仍有生育能力。

睾丸的外表面为较为坚固的白膜，白膜内的睾丸实质由精曲小管、精直小管、睾丸网及睾丸间质组成。每个睾丸小叶内含有 2～4 个精曲小管，精曲小管管径纤细且极度纡曲，每条精曲小管长度 70～80cm。每个睾丸小叶内的精曲小管逐渐向睾丸上部汇合形成精直小管，然后各睾丸小叶的精直小管汇合睾丸网，并由睾丸网发出 8～15 条睾丸输出小管，经睾丸进入附睾头部。睾丸的精曲小管管壁由生精细胞和支持细胞组成，生精细胞产生精子，支持细胞为生精细胞提供营养，并吞噬退化的生精细胞和精子形成过程中产生的残余物质。支持细胞和周围结构紧密连接，形成一个屏障，阻止血液中的药物、毒性物质进入精曲小管，保护生精功能但不影响精曲小管内外的物质交换，称为血液睾丸屏障。

精子发生是由精原细胞经过一系列连续的增殖分化发育成为精子的过程。精原细胞是最初级的生精细胞，青春期前精曲小管中的生精细胞仅仅为精原细胞。青春期开始后，在人体的内分泌司令部脑垂体产生的促性腺激素作用下，精原细胞逐渐增殖发育成初级精母细胞和次级精母细胞，次级精母细胞完成第二次成熟分裂后形成两个精子细胞。精子细胞不再分裂，经过形态改变后形成蝌蚪形的精子。

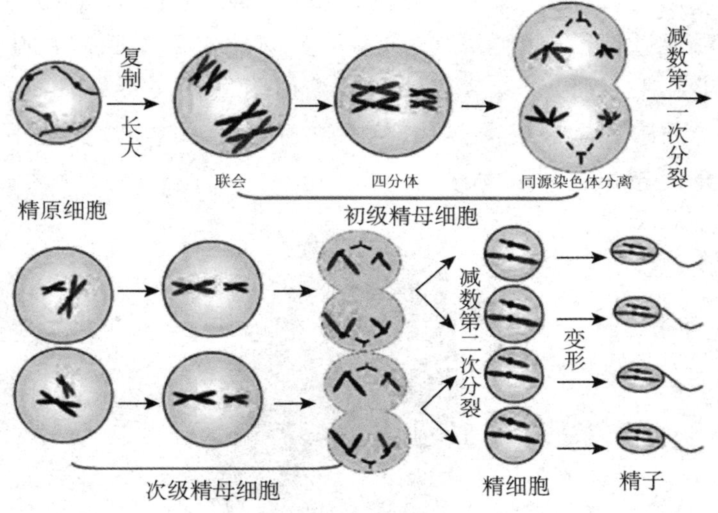

精子的形成过程

睾丸间质是位于精曲小管之间的疏松结缔组织,内含睾丸间质细胞及丰富的血管、淋巴管。睾丸间质细胞在青春期后,在促性腺激素作用下分泌雄性激素,促进精子发生和男性生殖器官发育、维持和促进男性的第二性征和性功能。

2. 附睾

古代的驿站是为了给信使和出官差的官员人等提供休息和饮食的地方,附睾便是精子的驿站。附睾由输出小管和附睾管组成。输出小管连接睾丸网,远端汇入附睾管。输出小管管腔里面由高低不同的低柱状细胞和高柱状细胞铺成了不规则波浪形的毯子,低柱状细胞可以吸收管腔内的代谢物质，高柱状细胞游离面存在大量纤毛，纤毛的摆动可以促进精子向附睾管方向移动。同样附睾管腔内存在着纤毛和平滑肌，两者节律性的收缩使附睾管缓慢蠕动，推动精子向附睾尾部缓慢移动，然后贮存于附睾中，并在附睾中补充营养和进一步发育。

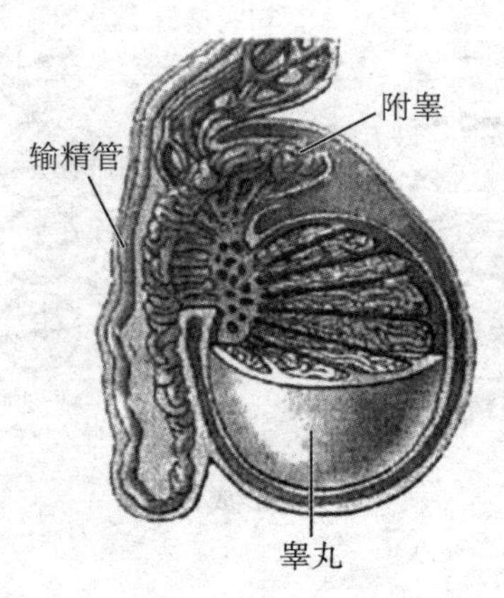

附睾结构示意图

3. 输精管和射精管

输精管为附睾管的延续，为左右各一的弯曲细管，每条约40cm长。根据走行所经过的位置可分为睾丸部、精索部、腹股沟部和盆腔部四个部分。输精管管壁的肌层由平滑肌组成，射精时平滑肌肌层强力收缩，有利于精子快速排出。

射精管由输精管壶腹的下端与精囊的排泄管汇合而成，开口于尿道的前列腺部。

输精管和射精管主要作用是输送精子，是将成熟精子从附睾输送到前列腺部尿道的唯一通道。输精管先天未发

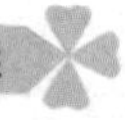

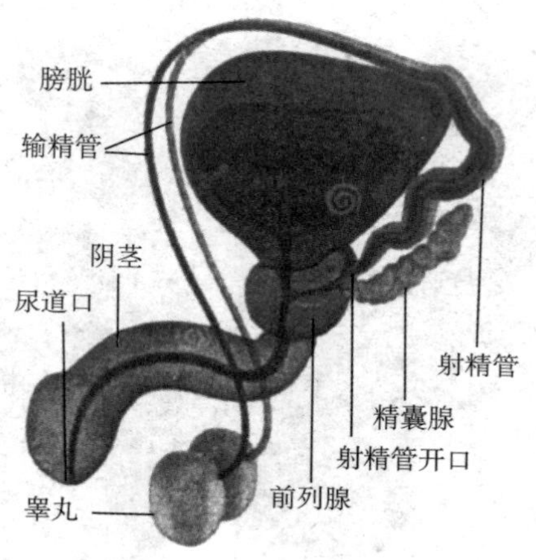

输精管和射精管示意图

育或发育不良，各种致病菌使输精管发炎，形成瘢痕，导致管腔闭塞均可造成男性不育。

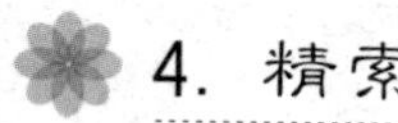

4. 精索

精索是从腹股沟管内环至睾丸上端的一对柔软的圆形条索状结构，其内主要有输精管、睾丸动脉和静脉、神经、淋巴管等。是睾丸血液和营养供应代谢产物排出的生命线，睾丸、附睾、输精管的淋巴回流管和支配神经也位于精索内，精索的扭转可导致睾丸血液供应障碍缺血坏死。精索起自睾丸上端，沿着腹股沟外环、腹股沟管，上行到达腹股沟内环处时，动脉、静脉、淋巴管、神经等继续在腹膜后上行到达肾水平，而输精管则与其分开在膀胱后方向前列腺方向前行成为射精管开口于前列腺部尿道。当睾丸，附睾外

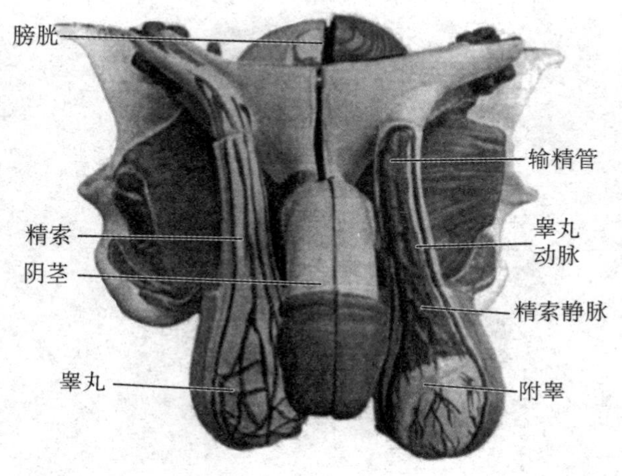

精索和精索内结构模型图

伤或其他病变时，可牵涉腰腹部引起这些部位疼痛，容易导致对疾病的误判。精索内的睾丸静脉血液回流及提睾肌的收缩和舒张可以调节睾丸的温度，有利于精子的发生。

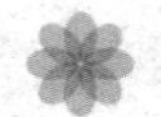

5. 精囊

精囊为一对长椭圆形的囊状器官，位于膀胱底的后方，左右各一，精囊下端与输精管壶腹末端汇合成射精管，由前列腺底部穿入前列腺，开口于精阜上。射精时，精囊腺分泌的精囊液是精液的主要成分，占射出精液总量的60%，精囊液可以帮助精液液化，使精子能够畅快游动。精囊液中还含有丰富的果糖，为精子运动提供能量。

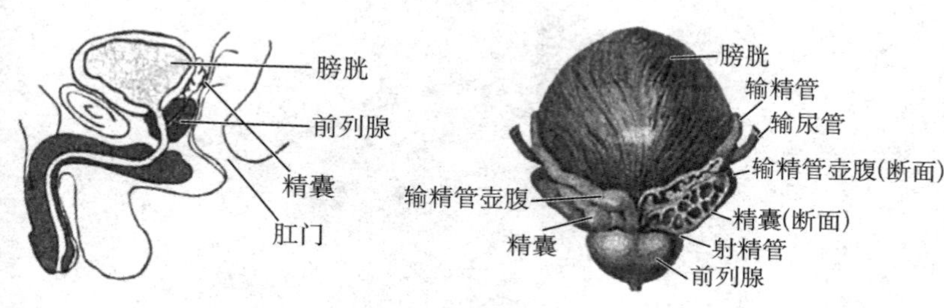

精囊位置示意图　　精囊膀胱后侧示意图

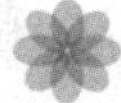

6. 前列腺

前列腺是男性特有的性腺器官，形状如栗子，底朝上与膀胱相贴，尖朝下和泌尿生殖膈相连，前面贴着耻骨联合，后面紧贴着直肠，医师可以通过直肠触摸到前列腺的背面，判断前列腺的大小和柔韧度。前列腺腺体的中间有尿道穿过，前列腺增生时压迫尿道可引起排尿困难。

前列腺是人体非常少有的，具有内、外双重分泌功能的性分泌腺。作为外分泌腺，前列腺每天分泌约 2 毫升前列腺液，前列腺液约占射出的精液的 30%；作为内分泌腺，前列腺内含有丰富的 5α 还原酶，可将睾酮转化为有更强生理活性的双氢睾酮。成年人的前列腺液为乳白色液体，含有锌离子、钙离子、蛋白水解酶、酸性磷酸酶等成分，这些成分参与精子的运动、顶体反应等。前列腺也是男性疾病发病率最高的器官，可谓是“爱恨情仇，爱你不容易！”。

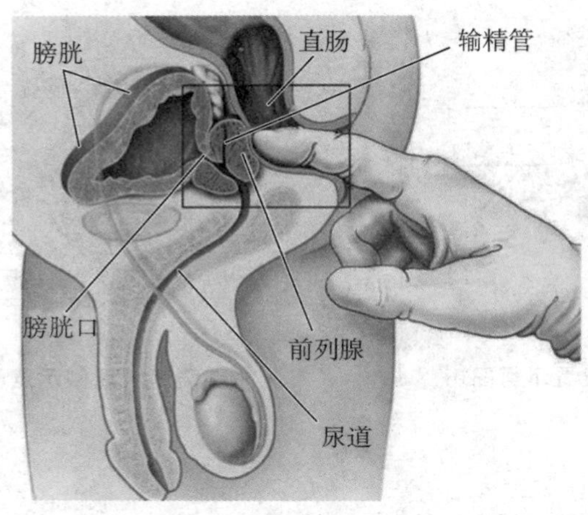

前列腺直肠指诊示意图

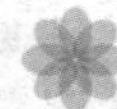7. 尿道球腺

尿道球腺是位于会阴部深横肌内的一对豌豆样的球形小腺体，其排泄管开口于尿道球部。其分泌物为无色透明的黏液，含有半乳糖、唾液酸等，参与构成精液。尿道球腺除非有病变，一般不能摸到。

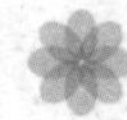8. 阴囊

阴囊位于阴茎根与会阴之间，为睾丸提供了大两室的空调间，阴囊的收缩和舒张可调节阴囊内的温度，有利于精子的发生。

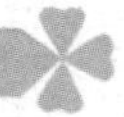

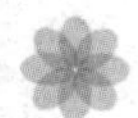

9. 阴茎

阴茎是性行为时的主要器官，由两条阴茎海绵体和一条尿道海绵体构成，尿道海绵体位于阴茎海绵体的下方。尿道海绵体前端膨大为阴茎头，俗称“龟头”，上有包皮覆盖，包皮过长和包茎容易引起包皮龟头炎。尿道海绵体后端膨大称尿道球部，尿道海绵体肌肉收缩可以压迫尿道球部。尿道海绵体一般称为尿道，主要功能是排出尿液和精液。阴茎海绵体由许多海绵体小梁和腔隙组成，当阴茎勃起时，阴茎海绵体腔隙充血，阴茎变粗、变硬而导致勃起。

男性生殖系统是和外界相通的曲折盘旋的通道，细菌等微生物容易从尿道口往上逆行引起各个部位的感染。在精曲小管中生成的精原细胞在睾丸、附睾、输精管和尿道这些“弯弯绕”中不断前行，也在艰难的前进中吸收营养，分裂成成熟的精子。阴茎作为尿液和精液的共同排出通道，作为性行为的主要器官，也很容易受到本身及相邻器官疾病的折磨。正确认识这些器官功能，不但有利于科学保健，而且有利于健康性心理的培养。

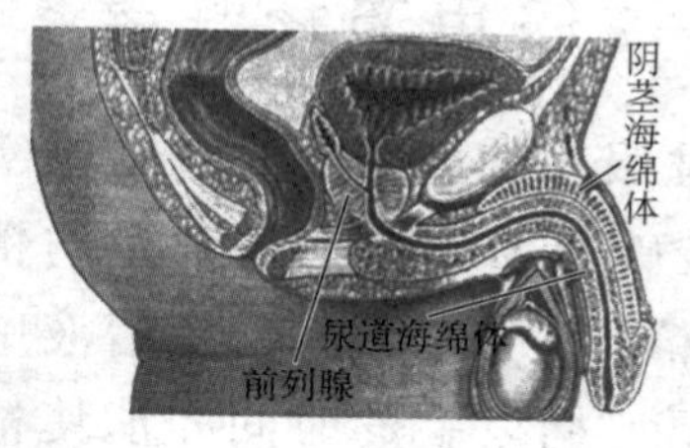

阴茎和周围器官示意图

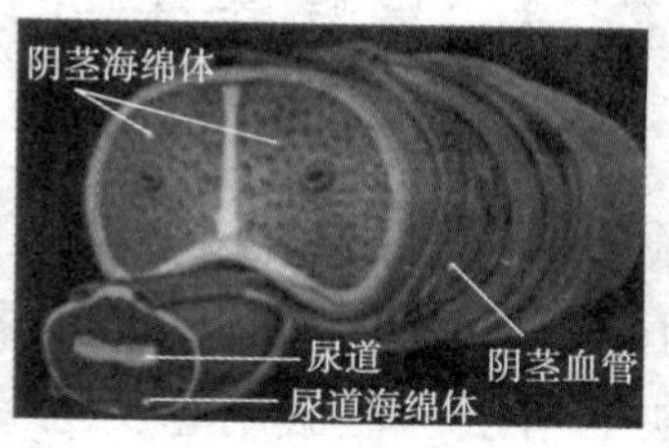

阴茎横断面示意图

四、男性生育健康

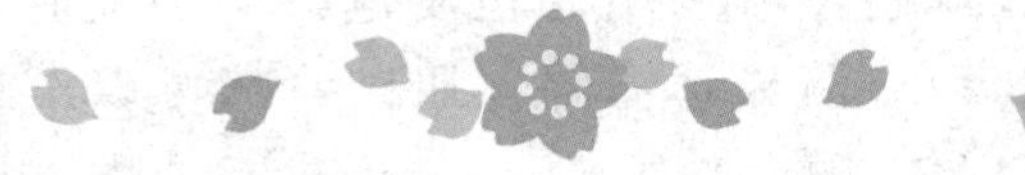

男性避孕有两宝，精管结扎安全套。
精管结扎手术小，要想再通技术高。
优生优育很重要，健康生活要做到。
夫妻同心筑爱巢，迎接健康小宝宝。

对于男性来说，通过阻止精子和卵子结合或者杀灭精子的避孕和绝育措施可以达到节制生育的目的。目前，常用的避孕措施有输精管结扎术、避孕套、体外排精等方法。

1. 男性是否可以通过服用药物避孕

目前没有获批上市可供男性服用的避孕药物。动物实验证明，男性避孕药醋酸棉酚能破坏睾丸曲细精管中的精子、精子细胞和精母细胞，抑制精子的发生过程，使精液中缺乏精子。但服用这类药物需要6周以上的时间才能使精子数下降到男性不育的水平。使用该药物的好处是停药后动物的生育能力可以恢复。不良反应是服药期间极少数可发生低血钾性疲软肌无力，这和某些长期服用棉籽油地区人群引起肌无力的原理相同。避孕药应该符合安全、有效、可逆这三个基本条件。男性避孕药如能研制成功，将会使人类的避孕方式变得更加人性化和多样化。

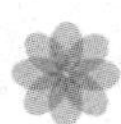

2. 输精管结扎术

输精管结扎术是一种经典的男性节育手术，19 世纪 40 年代末应用于临床。该手术操作简单，就是在阴囊切一个小口，将两侧输精管结扎并切除一段输精管，目的是使精子不能再通过输精管排出体外，从而阻止精子和卵子相遇，达到节育的目的。这是一种相对永久性的避孕方法，但仅限于没有生育需求的男性。男性接受结扎手术后并不会立即产生避孕的功效，因为在输精管和射精管中仍然可能有有活力的精子存在，只有经过 2 次精液常规检查，确定完全没有精子存在，才达到长久避孕的目的。大家一定要明确，此手术与所谓的“阉割”完全不同，阉割是将睾丸切除，男性将既不会产生精子，也不会产生雄激素。而输精管结扎术后

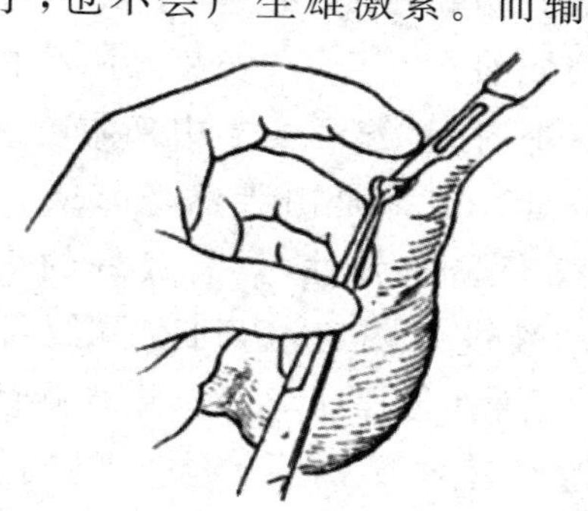

输精管结扎术

阴茎及睾丸的功能并未改变，不会降低性欲，也不会影响性行为。对于行输精管结扎术以后因各种原因需要生育的男性，可以尝试通过输精管再通技术来解决，但比较困难。目前，输精管结扎术的术式已有十几种之多，“直视钳穿法”是最常用的术式之一。

输精管结扎术通常被认为是一种简单、经济、安全、有效的小手术。常见的术后并发症主要包括出血、感染、痛性结节、附睾淤积症等，但其并发症发生率很低，不需要对手术产生过多的担心和忧虑。

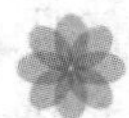

3. 避孕套

避孕套也称阴茎套、安全套，是使用最为广泛的一种男性避孕节育方法。其购买使用简便、安全、卫生，一般无任何不良反应，是全世界男性乐于接受的首选避孕方法。

公元前 1000 年，安全套就出现在了古埃及人的生活中，它不是为了防范疾病和避孕，男人一般挂在身上，是财富和地位的象征。公元前 200 年，古埃及人用动物的膀胱和盲肠来做安全套。从那时起，安全套才用来防范疾病和感染。

现在的避孕套一般都是由天然橡胶或者聚亚安酯合成材料制成，质地柔软富有弹性，具有良好的柔韧性。其作用是性交时阻止精液进入阴道，达到避孕的目的。除了避孕外，避孕套还能预防性传播疾病及感染性疾病的传播。

一些已婚暂无计划要孩子的夫妇更偏好使用避孕套。有些男性认为避孕套会影响性感受，降低性快感。实际上，避孕套采用优质乳胶生产制成，由于生产工艺的进步，避孕套质地柔软，透明纤薄，对性感受的影响很小，只要坚持使

用，就会逐渐适应，并不会明显影响性快感。另一方面，对于一些早泄患者，使用避孕套可以降低阴茎性刺激的强度，降低阴茎头部的敏感性，从而延长性交时间，增加了性快感，增强了夫妻性和谐。临床医师也经常建议早泄男性通过性交时使用安全套来降低阴茎头部敏感性，甚至根据病情需要，可以使用多层安全套来延长性交时间。目前市场上还有很多异型安全套，在安全套的外表面带有螺纹、颗粒、浮点等凸起物，目的是增加安全套对阴道的刺激，促进性快感，男性朋友可以根据需要选择使用。

当然，如果避孕套使用不当或者出现质量问题，就不会起到完全安全的作用。因此，在使用前应检查避孕套是否漏气破裂，并将小囊内空气排空。正确使用安全套可以大大提高安全系数，降低使用风险。

从避孕和预防性病两个方面来说，避孕套的使用一定要牢记“八个必须”：必须注意每次性行为都要使用一个新的安全套；必须注意坚持每次性行为都使用避孕套；必须注意选择合适的安全套型号；必须注意使用前检查安全套是否有漏气破损；必须注意在性交开始前戴上避孕套；必须保证避孕套能够套住整个阴茎；必须注意性交时不能让精液流出套外，也不要让阴道分泌物接触避孕套外面的身体皮肤；必须注意避孕套如果在使用中发现裂孔或出现滑脱，仅仅更换仍然是不安全的，应该立刻停止性交，使用消毒剂清洗外生殖器。

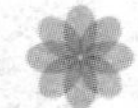

4. 体外排精

一些不愿使用避孕套的男性或者手头没有避孕套的男

性为了防止精液进入阴道受孕，在性生活即将射精的过程中自动终止，将精液射出在女性阴道以外。这种体外排精的避孕方法要求男性有足够的自我控制力。在紧张兴奋的性活动中，男性在将要达到性高潮时中断性交，女性兴奋得不到完全满足会影响夫妻双方的性生活感受，长期使用此方法会造成夫妻性生活不和谐。

体外排精是跟着感觉走，意外少不了。有时候，阴茎虽然已经从阴道快速地抽出，但仍有部分精子已射在阴道中，没有达到避孕的效果。有资料显示，体外排精大约有 22% 左右的避孕失败率，故建议男性不要把体外排精作为常规避孕方式。

5. 想要健康宝宝，男性责任重大

生育是传承生命的遗传信息，对于很多准备孕育下一代的准爸爸和准妈妈而言，一个优质健康的宝宝出生，既离不开准妈妈的“营养温床（子宫）”也离不开准爸爸播下的“优良种子”，因此男性也要备孕。准备做父亲的男人，应严格规范自己的行为，注意防范各种可能损害精液质量的因素。男性生殖器官产生精子，如果生殖器官有炎症、肿瘤、结核等疾病，或有梅毒、淋病、尖锐湿疣等性传播疾病，势必影响精子质量，危害优生优育。所以患有相关疾病的丈夫首先要积极治疗生殖器官疾病。杜绝婚外性行为，洁身自好，以防止性传播疾病的发生是最基本的性行为准则。还要注意尽量避免周围环境污染、X 线辐射、手机电脑电磁波辐射、药物、高温和噪声污染及食物中的有害物质等方面对精子的影响。吸烟和酗酒都会影响精子的质量，丈夫吸烟

还会使妻子成为被动的吸烟者，其不良后果不言而喻。有些男性为了备孕和提高自身的性功能，胡乱服用一些所谓的“补药”，这些药物成分不明，有的还含有雄激素成分，会打破男性的激素平衡，影响生精功能，这种方法是不可取的。此外，男性还应注意饮食营养均衡、积极进行身体锻炼、心情愉快、睡眠充足等。

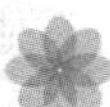

6. 小蝌蚪(精子)如何找到妈妈(卵子)

成年男性睾丸内遍布的曲细精管也在不知疲倦连续工作着，精子从这里产生并开始了它伟大的征程，精子在睾丸曲细精管内经过 70 多天的漫长旅行，发育成了蝌蚪状的精子。流动的睾丸网液推送着精子向前！向前！进入精直小管、睾丸网状管，最后经输出小管进入附睾并在此暂时安营扎寨，埋锅造饭，获取营养。精子在极度迂回迂曲的附睾管内要停留 2～3 周，进一步成熟获取能量后进入输精管，此后就需要输精管壁的肌肉收缩来推动精子的前进了。在性生活达到性高潮时，输精管、精囊、前列腺及球海绵体肌和坐骨海绵体肌等部位便开始了有节奏地收缩，射精管开放，小蝌蚪通过输精管、射精管和精囊腺、前列腺的分泌液汇合进入后尿道，它们给小蝌蚪提供了路上的干粮(营养)，使小蝌蚪活力增强，一路畅游，跃出龙门，顺利地进入阴道、子宫。最强壮的那个精子在输卵管内和卵子结合，开始了新生命的孕育。

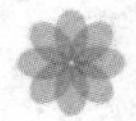7.“封山育林”最佳时间

在门诊,经常会碰到准爸爸咨询,从什么时候开始备孕好呢?其实,成年男性的睾丸每时每刻都在产生精子,两个睾丸每日生成精子300多万个。睾丸产生的初级精母细胞要发育成蝌蚪状的精子需要74~76天的时间,从睾丸排出的精子虽已形成蝌蚪状形态,但尚未完全成熟,还需要在附睾内经过14~16天的进一步发育。从上面精子的成熟过程我们可以看出,一个精子从产生到发育成熟大约需要90天的时间。当然,附睾作为储存精液的器官,它里面的精子数量总体上是处于一个动态平衡的状态,每天都有不断成熟的新精子到来,也有衰老的精子不断被巨噬细胞吞噬掉。因此,想要备孕的男性朋友们至少应提前3个月开始,坚持锻炼身体,放松身心,养成良好的生活习惯,远离环境污染,节制性生活,迎接健康聪慧宝宝的到来。

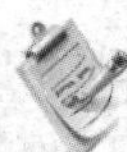

健康小贴士

避孕套在男性节育和预防性传播疾病上有重要作用。想要生一个健康宝宝,男性备孕也很重要。远离环境危害,保持健康生活习惯,营造和睦家庭气氛。

五、阴茎疾病

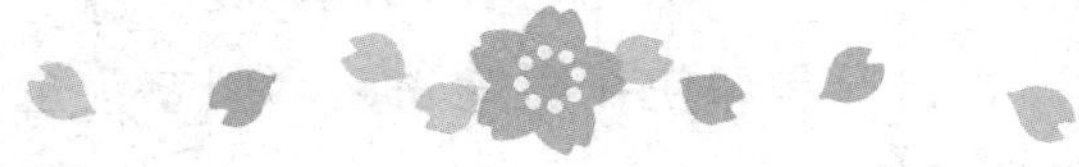

包皮过长遮龟头，冠状沟内纳污垢。
日常卫生很重要，经常清洗保干燥。
小儿包茎辨真假，尝试扩张用手法。
成人包茎多继发，反复炎症糖尿病。
及早控制原发病，选择手术防加重。

1. 包茎与包皮过长

包茎和包皮过长是男性外生殖器的常见病，在门诊也经常看到来咨询的患者和家属，患者从刚出生的婴幼儿到八九十岁的老年男性都有。

包茎就是阴茎的包皮口环形狭窄或包皮与阴茎头粘连，使包皮不能上翻显露阴茎头。包茎有先天性包茎与后天性包茎之分，男孩刚出生的时候包皮的内板与阴茎头表面皮肤有粘连，但随着阴茎的生长发育，到 3 岁左右粘连会逐渐吸收，自行消失，包皮能够上翻露出阴茎头，称之为先天性包茎或者生理性包茎。后天性包茎是由于包皮和阴茎头的炎症、外伤等因素导致包皮口瘢痕缩窄、包皮失去弹性和扩张能力导致不能向上退缩露出阴茎头。这类包茎一般不会自愈，需要进行手术治疗。

包皮过长是指阴茎的包皮覆盖于全部阴茎头和尿道口，但能上翻显露阴茎头及尿道口。这里面有两种情况，一种是阴茎头在阴茎疲软时不能自然外露，但在清洗、手淫、性交时都可以使包皮上翻，阴茎头完全外露，称为假性包皮过长。另一种情况是即使在阴茎勃起后阴茎头也不能完全外露，称为真性包皮过长。

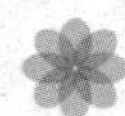 2. 包茎和包皮过长的危害

包茎和包皮过长患者包皮内板正常的腺体分泌物及阴茎头脱落的变性上皮细胞会在包皮腔内聚积，如果未能及时清洗，易被细菌等微生物感染，使阴茎头和包皮内板出现红肿、糜烂、溃疡，导致急慢性包皮龟头炎症，反复感染可导致包皮口形成环形瘢痕挛缩、狭窄，包皮不能上翻。严重感染者细菌会沿着尿道外口逆向上行，进入尿道和膀胱，引起尿道和膀胱的炎症。反复长期慢性炎症刺激有可能诱发阴茎头癌变，临床上见到的阴茎癌患者大部分都有包茎或者包皮过长病史。包茎患者排尿时，尿液通过狭窄的包皮口受阻，患者需要增加腹压才能排出尿液，出现排尿困难、尿线变细、排尿时包皮部位呈囊球状鼓起等。严重者出现尿液反流输尿管，引起上尿路感染，损害肾功能。包茎也可能影响阴茎本身的发育，对性生活带来影响。成人由于包皮长期覆盖阴茎头，平时缺乏衣裤的摩擦，勃起性交时龟头局部对性刺激非常敏感，性生活时间缩短，容易引起早泄。包茎可影响阴茎的勃起或引起勃起时疼痛，包皮过长有时可

在性生活时引起包皮嵌顿，出现包皮水肿和阴茎头疼痛。在性生活时，包皮内积蓄的分泌物及细菌微生物容易进入女性阴道，引起女性阴道炎和宫颈炎，合并有性传播疾病患者更容易传染给女方。

3. 包皮过长患者日常生活中注意事项

包皮过长患者日常生活中应养成良好个人卫生习惯，坚持每天清洗包皮内分泌物。清洗时将包皮上翻，清洗完包皮垢后将包皮复位。对于合并有糖尿病，身体免疫力低下等疾病患者，应积极治疗原发病，防止包皮局部的反复感染。已发生包皮龟头炎患者可用 1/5000 高锰酸钾溶液每日浸泡，浸泡方法是将包皮上翻，将包皮和龟头浸泡在高锰酸钾温水溶液中，每次 15 分钟左右，每天 2 次。

4. 儿童包茎的家长注意事项

对于 3—6 岁的包茎儿童，家长可以尝试通过手法上翻包皮，以尽早扩张包皮口，显露阴茎头。上翻包皮是常用、简便的治疗方法，通过上翻包皮，分离阴茎头和包皮内板之间的粘连，清除包皮垢，一般可以完全显露冠状沟。完成上述操作后一定要将包皮复位，防止包皮嵌顿水肿。因幼儿包皮系带娇嫩，分离时动作一定要轻柔，慎防包皮系带撕裂。对于年龄较小不能完全配合的儿童和不能正确操作的家长，应该到医院的泌尿外科就诊，请医师来进行处理。医师还可以采用气囊来扩张包皮口或者用血管钳分离包皮阴茎头的粘连。

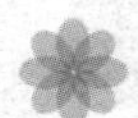 5. 婴儿及儿童做包皮手术时间

婴儿及儿童包皮手术时机的选择目前仍存在很多争议:有的学者认为早期包皮环切可以预防阴茎癌、降低包皮龟头炎及尿路感染的发生概率;反对早期即行包皮手术的学者认为婴儿包茎和包皮过长是正常生理现象,没有必要一律早期行包皮环切,况且孩子年龄过小,在手术、麻醉及护理上也不能较好配合。目前,国内医师一般建议包皮环切手术应选择在 7 岁以后进行。

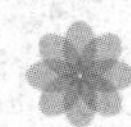 6. 成年人包皮手术适应证

门诊经常有包皮龟头炎反复发作的老年患者,由于传统观念使然,只愿意药物治疗而不愿行手术治疗。其实,对于成人来说,包皮龟头炎反复发作及因慢性炎症造成继发性包茎者均应行包皮环切术。有包皮嵌顿病史的患者,经过手法复位成功后如果炎症水肿已经消退者也应行包皮手术治疗,以防止再次发生包皮嵌顿。包皮过长增加了龟头的敏感性,可能是引起男性早泄的因素之一,夫妻双方经协商有手术意愿者也可以通过行包皮环切术来治疗。糖尿病患者常常出现包皮反复发作慢性炎症,导致包皮口瘢痕狭窄,在控制好血糖的情况下应该尽早手术。

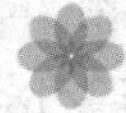 7. 包皮手术方式

包皮手术的方法很多,有包皮环切术、包皮结扎线切除和包皮切除吻合器切除等方法,各有其优势。包皮环切是

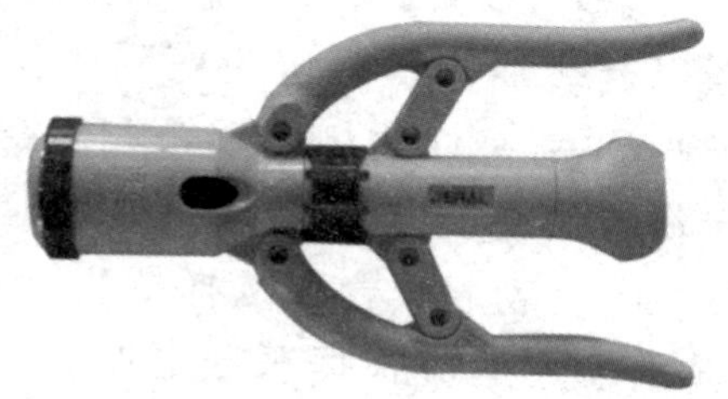

包皮切除吻合器

传统的手术方法，现在大多数医院应用电刀和 CO_2 激光进行包皮环切手术，可以减少术中出血及术后因出血造成血肿的可能，这类手术需要用缝线将切开的包皮内外板进行间断缝合；结扎线切除法是在多余的包皮部位放置一个塑料环，用丝线扎紧包皮以阻断血液循环，使其坏死成为死皮，然后脱落，这种方法基本无出血，无须缝线，但内外板之间的愈合可能需要更长的时间；吻合器切除法就是用特制的吻合器，将包皮的切除和切缘的缝合一次完成，但费用比较高。这几种方法各有优缺点，也和医师的手术习惯及经验有关，需要患者要和手术医师进行沟通做出选择。包皮手术的麻醉，一般采用阴茎根部的局部麻醉，也可通过静脉辅助麻醉进行无痛手术。手术前应进行血常规、尿常规、凝血功能和传染病的相关检查，有糖尿病和凝血功能障碍患者要在手术前进行积极治疗，控制血糖和改善凝血功能。

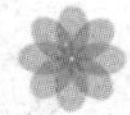 8. 包皮环切术后应注意问题

包皮环切术因不同的手术方式而术后应注意的问题不尽相同。总体来说，包皮手术后应注意个人卫生，保持切除

创面局部干燥。穿柔软的内裤,术后早期减少活动,以避免对创面的摩擦引起疼痛。尽量避免夜间阴茎勃起,临睡前排净膀胱内尿液,不看有性刺激的书籍和影视作品,防止因阴茎勃起引起伤口疼痛和伤口撕裂出血,必要时可口服雌激素来预防夜间阴茎勃起。合理选择抗生素预防伤口的感染,以利伤口愈合。术后应根据医嘱定期到医院换药,观察伤口情况。术后一个月禁止性生活和手淫,避免从事剧烈运动或重体力劳动。

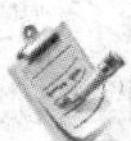

健康小贴士

包茎和包皮过长儿童很常见,父母常常为孩子是否需要手术而犹豫不定。我们认为,儿童包茎如无排尿障碍和反复感染以在 7 岁左右手术为宜。成人反复感染的包皮过长或包茎,在治疗和控制相关疾病的同时应积极手术治疗。包皮过长患者日常生活中应养成良好个人卫生习惯,坚持每天清洗包皮内的分泌物。

六、阴囊与睾丸疾病

阴囊舒缩调温度，睾丸住在空调间。
附睾连着输精管，平时触摸可自检。
隐睾阴囊空虚感，皆因睾丸未降全。
青少睾丸易扭转，及时就医莫迟延。

1. 阴囊的作用

阴囊是阴茎根部和会阴之间的皮肤囊袋，里面居住着睾丸、附睾和精索的下半部分。阴囊的大小随着一年中的季节和一天早中晚不同而变化的，主要是因为阴囊壁在神经的支配下，常常会随着外界环境温度的变化而改变其大小和形状，这样就可以调节阴囊内的温度，使睾丸舒舒服服地待在阴囊这个空调间里，正常发育并行使自己的功能。当温度降低时，阴囊皮肤收缩、增厚，使睾丸靠近身体，睾丸周围环境的温度升高。当温度升高时，阴囊皮肤松弛、变薄，睾丸下垂，加强散温功能，使睾丸周围环境温度降低。通过调节，基本上使阴囊内温度保持稳定在 34.0～35.5℃。从外形上看，左侧阴囊比右侧稍低垂，主要是因为左侧的精

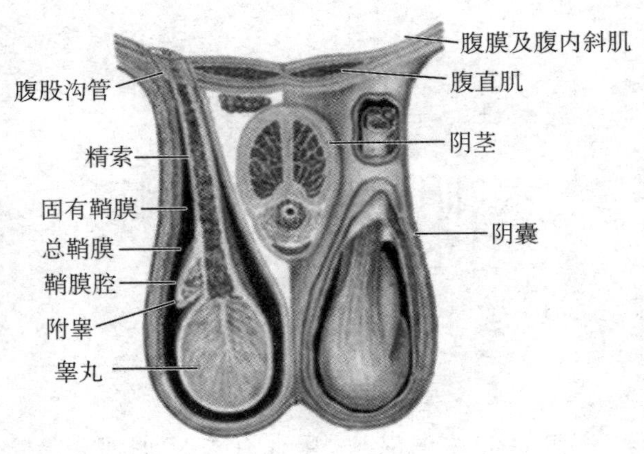

阴囊是个空调间

索静脉较长,引起左侧阴囊下垂。阴囊内器官的常见疾病包括:隐睾、睾丸扭转、睾丸附睾炎症、精索静脉曲张、睾丸鞘膜积液等。

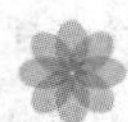

2. 睾丸的功能

人体睾丸由曲细精管和间质组成。一个睾丸里有300～1000条曲细精管,总长度可达200～300m,曲细精管是产生精子的基地,由两种结构和功能不同的细胞组成:一种是处于各种不同发育阶段的生精细胞,由它逐步发育成为精子;另一种是支持细胞,它就像树干和树枝一样,让生精细胞附着于它的上面,起到支持、保护的作用,并吸取体内供给到此处的营养物质(包括氧气),使生精细胞发育成精子。间质是位于曲细精管之间的疏松组织,里面有丰富的血管、淋巴管。是人体内的营养物质供给到曲细精管的

必经之地。间质里面的间质细胞分泌雄性激素，雄激素维持着男性的性征发育和性功能，同时有促使生精细胞发育成精子和促进人体新陈代谢的重要作用。如果把睾丸比喻成一棵大树，生精细胞是树叶，支持细胞是树干和树枝，间质就是这大树的根系了。

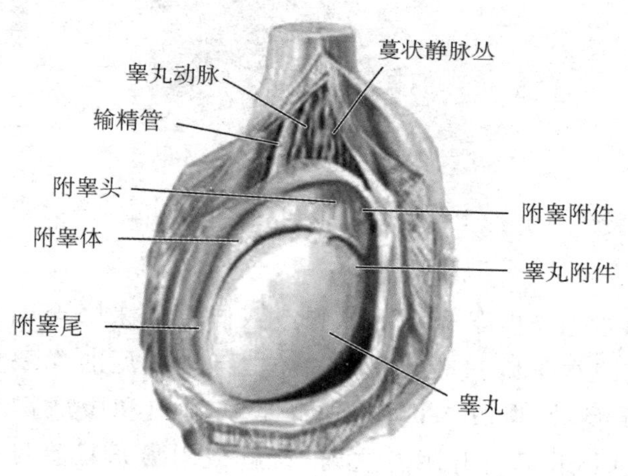

睾丸附睾和精索

3. 隐睾症

阴囊为睾丸提供了舒适的居住环境，两居室，每个睾丸各住一间，中间有隔断是不相通的。阴囊内舒适的温度保证了睾丸产生精子和维持内分泌功能。但在胚胎发育的第 7 周睾丸形成的时候，睾丸并不在阴囊内，而是位于腹膜后膈肌下方的位置。随着胚胎的发育，睾丸的位置不断下降，在胚胎第 8 个月末的时候才下降到阴囊内。

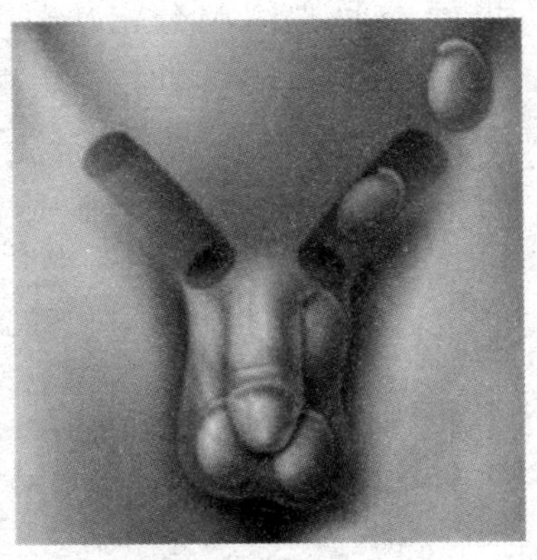

隐睾位置示意图

隐睾是指男婴出生后单侧或双侧睾丸未降至阴囊而停滞在其正常下降过程中的某一位置处，常见的隐睾位置如上图所示，如腹股沟内环口、腹股沟管内和腹股沟外环处等。此时，我们打开阴囊这扇门（触摸阴囊），只看见一个房间有睾丸或者两个房间都空空如也。

 4. 隐睾症的危害

睾丸不在阴囊这个空调房间，在阴囊以外其他位置的睾丸（隐睾）周围的温度较阴囊内的温度高，睾丸就像受到了阳光的暴晒，使睾丸中暑，必然会损害睾丸功能，影响精子的发生，使睾丸不能产生成熟精子。一侧隐睾会影响精子的数量和质量，两侧隐睾会导致男性不育的发生；睾丸若定居在腹股沟处，由于周围的骨骼组织等较阴囊坚硬了很多，而且位置表浅，睾丸容易受到外力的损伤；未降入阴囊

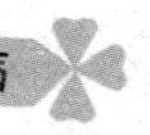

的睾丸发生扭转的概率很高,睾丸扭转会导致睾丸缺血坏死;长期较高温度中发育不良的睾丸和受到过创伤的睾丸都容易发生恶变;如果阴囊内没有睾丸或仅一侧有睾丸的患者易形成自卑心理,产生心理障碍。

隐睾患者常常会伴有睾丸的发育不全,出现睾丸体积小、质地软,生精功能障碍等一系列的病理损害。因此,隐睾症一经发现,应积极治疗。

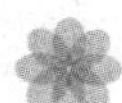

5. 隐睾症的治疗

鉴于隐睾对男性生殖功能和身体健康的危害,因此医师和家长均应注意检查新生儿的两侧睾丸是否在阴囊内。新生儿一旦发现隐睾,可以试用激素治疗,促进睾丸的下降,常用的药物是绒毛膜促性腺激素(HCG),但激素治疗方法的效果很有限,原则上隐睾应该尽早行手术治疗。患儿出生 6 个月后,睾丸不再发生自然沉降,1 岁之后隐睾患儿睾丸的精原细胞就开始发生受损害的改变,因此建议在出生 6 个月后若睾丸仍未下降进入阴囊内就应行睾丸复位固定术,以利睾丸的发育。隐睾的手术治疗方式是游离精索周围粘连,将隐睾移至阴囊内并加以固定。青春期后发现的隐睾患者,这时的睾丸已不再具有产生有用精子的功能,而且大多数睾丸有恶性变的可能。另外,研究发现 50 岁以上男性睾丸癌的发病概率很低。因此,对于青春期后到 50 岁的男性因隐睾导致睾丸营养不良或萎缩患者,应行睾丸切除术以防恶变。对于 50 岁以后才发现的隐睾男性,应进行相关检查评估,再确定是否行睾丸切除术。

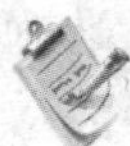

健康小贴士

睾丸是产生雄性激素和精子的器官，司职男性第二性征的发育和后代的繁衍。睾丸产生精子的适宜温度是34～35.5℃，是低于人体的体温的，阴囊是有丰富的散热功能的空调间，为睾丸提供舒适的居住温度。隐睾不但影响睾丸生精功能，而且易引起癌变，一定要及时处理。

6. 附睾炎与睾丸炎

中青年男性容易患附睾炎，附睾附着在睾丸上，两者彼此相通，因此常与睾丸炎同时存在，有时又统称为附睾睾丸炎。尿道外口及尿道内的细菌经尿道、输精管和射精管腔道逆行感染到附睾和睾丸是发病的主要原因。附睾并未有

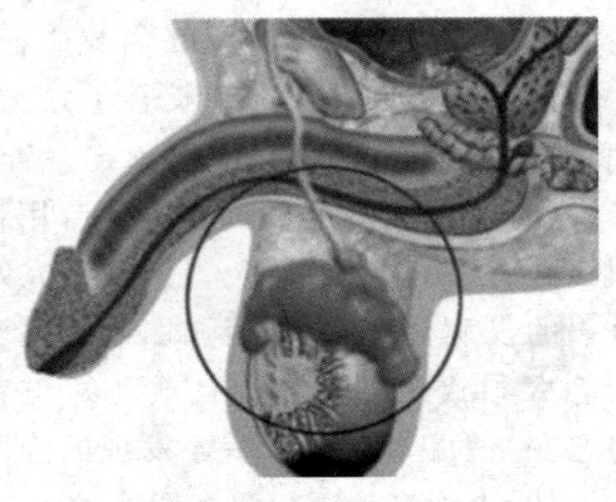

附睾因炎症而明显肿大

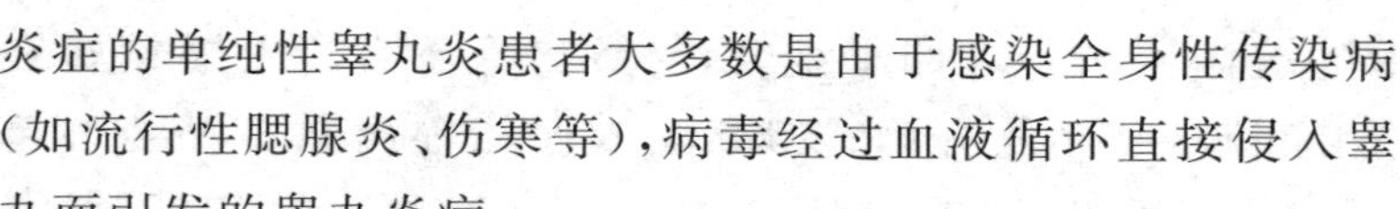

炎症的单纯性睾丸炎患者大多数是由于感染全身性传染病(如流行性腮腺炎、伤寒等),病毒经过血液循环直接侵入睾丸而引发的睾丸炎症。

急性附睾睾丸炎常有高热、寒战等全身症状,患侧的阴囊疼痛、皮肤红肿,可以看到和摸到肿大的附睾及睾丸,有明显的触痛感觉。部分患者因急性期未能彻底治愈而转为慢性附睾炎,也有一些慢性附睾炎患者并没有明确的急性期症状。

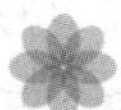 7. 单纯性睾丸炎的危害

单纯性睾丸炎可引起睾丸的软化和萎缩,对睾丸的生精功能造成明显损害,如果炎症病变累及双侧睾丸可导致男性不育。近年来,流行性腮腺炎引起的单纯性睾丸炎发病率有增高趋势,多发生于青少年,甚至有 3 岁儿童患病报道,而且由此导致的睾丸萎缩和男性不育及睾丸肿瘤的发生率也有增加趋势。

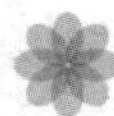 8. 附睾炎的危害

无论是急性或慢性附睾炎都会给男性生殖健康带来一定危害。当附睾发生炎症时,身体的自卫系统就会立即行动起来,白细胞、淋巴细胞、巨噬细胞等这些能够杀死细菌和病毒的免疫细胞和体液免疫物质会进入发炎的附睾管内,发挥卫士的作用对感染病原体进行清除,在清除过程中这些卫士可以直接与精子表面或精浆中的抗原物质发生免疫反应,形成抗精子抗体,导致精子“自相残杀”,抗精子抗

体也会阻碍精子与卵子结合，导致男性不育。附睾炎如果是由淋球菌、结核杆菌、支原体、衣原体等病原体感染引起的，不仅会发生炎症反应而损害精子，而且极易引起附睾管腔的狭窄或堵塞，导致附睾与输精管连接处梗阻，精子被堵截在附睾管内出不去，只能慢慢被困死或任由宰杀，从而造成梗阻性少精症或无精子症。

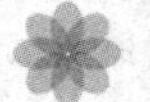

9. 附睾炎的治疗

急性附睾炎应注意卧床休息，多饮水，可以应用阴囊托、柔软的卫生纸团或自制的软垫托起阴囊来减轻疼痛症状。早期宜用冰袋局部冷敷，吸收期局部热敷可缓解症状，促进炎症消退。口服抗生素进行抗感染治疗，必要时静脉输液，避免性生活。

慢性附睾炎除应用广谱抗生素外，局部热敷等物理治疗有利于炎症的吸收。反复发作来源于慢性前列腺炎感染的附睾炎患者，在无生育要求的情况下，可考虑行输精管结扎术，以阻断前列腺的感染来源；多次反复发作的慢性附睾炎，也可以考虑做附睾切除术。急性或者慢性附睾炎经过治疗痊愈后可能会在附睾留有炎性结节，一般需要三个月到半年时间的吸收过程，如果届时没有吸收，且反复发作附睾的炎性感染（两次或两次以上），无生育要求者可行附睾结节肿物切除术，不但能切除病原灶减少以后复发并且能明确病理诊断。

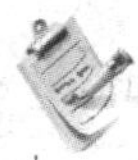

健康小贴士

附睾炎和睾丸炎常同时存在，病原微生物可直接杀伤精子、产生抗精子抗体或导致附睾输精管连接部的狭窄，影响男性生殖功能。流行性腮腺炎病毒导致的单纯性睾丸炎可引起睾丸软化和萎缩，对生精功能危害更大，均应积极就诊治疗。

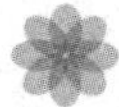

10. 睾丸扭转

睾丸扭转，其实更准确地应称之为精索扭转。我们知道，精索是睾丸的生命线，睾丸血液供应的动脉和血液回流的静脉都位于精索内。在阴囊内，睾丸和精索相连，它们有一定的活动度，就像钟壶在大钟可以在一定范围内摆动一样。某些情况下，睾丸和精索会发生沿纵轴拧麻花一样的异常扭转。而且这种扭转是有一定规律的，扭转方向是由外侧向中线发生扭转，即左侧沿逆时针方向扭转，右侧沿顺时针方向，一般常见的扭转角度为半圈到两圈（即 180°～720°），扭转角度越大，就会在较短的时间出现睾丸缺血坏死。因为左侧精索较长，活动度大，左侧睾丸扭转的发生更多见。睾丸扭转就像卡住了睾丸的脖子，导致睾丸的急性严重疼痛，引起睾丸的血液循环障碍，严重时可以导致睾丸缺血坏死。睾丸扭转是泌尿男科的急症，必须准确地与其他引起睾丸疼痛的疾病进行鉴别，及时治疗，避免睾丸功能的丧失。

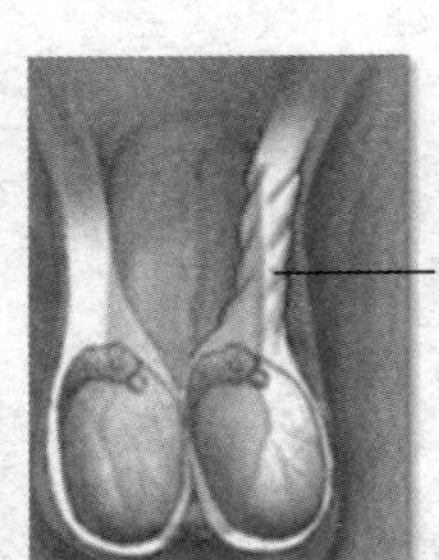

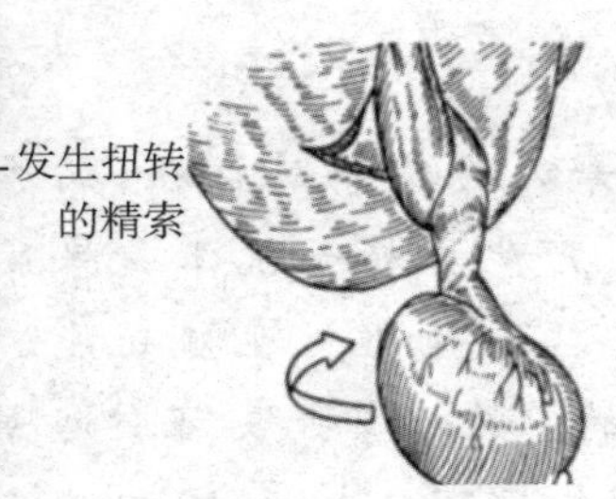
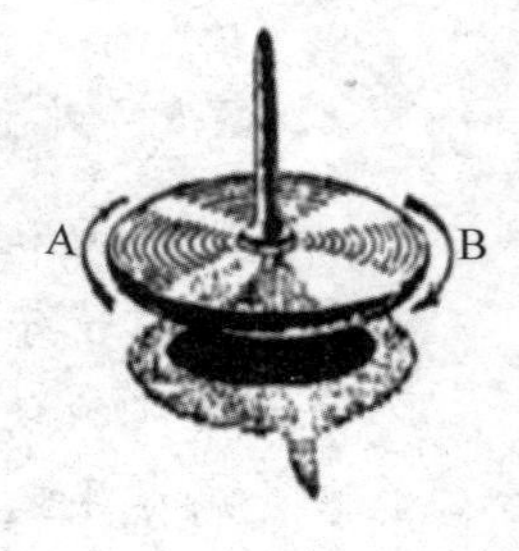

睾丸扭转

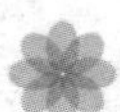

11. 最易发生睾丸扭转年龄段

睾丸扭转可以发生在男性的任何年龄，甚至包括出生前胎儿期和围产期。新生儿睾丸扭转是一种特殊类型的睾丸扭转，到底是胎儿期睾丸扭转的延续还是新生儿期的急性发作所致目前尚未明确，其手术治疗时机、手术方式也和其他年龄段睾丸扭转不同。但是，睾丸扭转最常发生于12—18岁青少年，85%发生在这个年龄段的男性，也是该年龄段男性丢失睾丸功能或者切除睾丸最常见的原因。

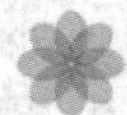

12. 什么情况容易发生睾丸扭转

正常的睾丸有可能发生扭转，睾丸及其附件存在先天性解剖发育异常的男性更容易发生睾丸扭转：如隐睾和睾丸下降不全者、精索过长过短及活动度异常者、有睾丸肿瘤、精液囊肿及腹股沟手术史的患者更容易发生睾丸扭转。

40%的睾丸扭转发生在睡眠中或者睡眠后刚起床时。

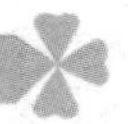

这是由于我们在睡眠时负责主导安静的迷走神经兴奋，而主导活动的交感神经受到抑制，此时阴茎就容易充血勃起，包绕精索和睾丸的睾提肌收缩增加，使睾丸容易发生扭转。另外，由于睡眠中人体会不断变换姿势，两腿经常挤压睾丸，使睾丸位置被动地发生改变，也是睾丸扭转的诱发原因之一。

在性交、提取重物时大腿的突然屈曲，在进行跑步、游泳、滑雪及举重等运动时体位突然改变或睾丸受到外伤挤压，均可引起睾丸过度活动或者相对运动，容易发生睾丸扭转。

寒冷季节，阴囊常常会收缩来保持睾丸的温度，导致睾丸被动活动更容易发生睾丸扭转，而在温暖的地区和夏天则较少发生睾丸扭转。

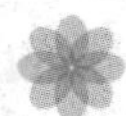

13. 睾丸扭转的危害

睾丸扭转的危害主要表现在扭转睾丸的损害和对侧睾丸的损害两个方面。睾丸扭转导致睾丸的动脉和静脉血流受阻，睾丸缺血使睾丸代谢需要的氧气和营养物质不能通过动脉系统进行供应，睾丸的代谢产物和其他毒素物质不能通过静脉血管排出，导致睾丸的结构和功能发生障碍。睾丸扭转所导致的缺血是随着扭转的时间呈阶段性发展的，扭转发生的 2 小时以内病变多数仅累及静脉血管，睾丸动脉轻微受阻；扭转 6 小时以后，动脉血管受阻逐渐明显，即使复位后血管再通仍然需要较长时间恢复正常功能；当扭转超过 12 小时，睾丸动脉受累严重，即使进行了复位，正常睾丸的组织和细胞也难以存活。

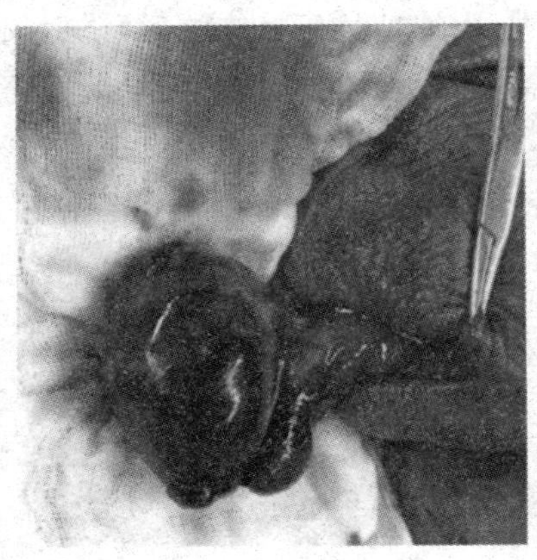

睾丸变黑坏死

睾丸扭转对对侧睾丸也会造成明显损害，这是因为患病侧睾丸缺血、坏死、萎缩，剩余的单侧睾丸即使再努力代偿也不能产生达到两个睾丸所能产生的精子数量；损伤的睾丸可以反射性刺激神经，引起交感神经兴奋对侧睾丸血管收缩从而导致对侧睾丸血流减少；睾丸缺血、梗死所产生的毒性物质可以通过睾丸间的交通血管或者信号传导通路到达对侧睾丸使其受损；因扭转而发生缺血损伤坏死的睾丸可以诱发人体内一氧化氮合酶的活性增强，该酶影响对侧睾丸局部血液灌注，引起对侧睾丸缺血功能受损，睾丸缺血受损会导致血管和曲细精管之间的物理屏障受到损害，使原本不能进入曲细精管有害物质进入曲细精管，干扰精子的生成和损害已形成的精子。

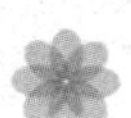

14. 睾丸扭转的临床表现

剧烈活动后、夜间睡眠中或刚起床时突然发生的睾丸剧烈疼痛是睾丸扭转最常出现的症状，疼痛的部位可以仅局限在阴囊，也可以向同侧腹股沟及下腹部放射。可以看到阴囊皮肤红肿，睾丸附睾摸起来较平时肿大，有时可在睾丸上方摸到扭转的结节。睾丸的位置上移抬高，位于阴囊根部，由原来的竖立位变成了横位。当托起阴囊或移动睾丸时睾丸疼痛不仅不减轻，反而可因扭转程度加重使疼痛明显加剧，这和睾丸附睾炎时托起阴囊时疼痛减轻明显不同。多数患者伴随有恶心、呕吐，少数患者有低热等全身症状。

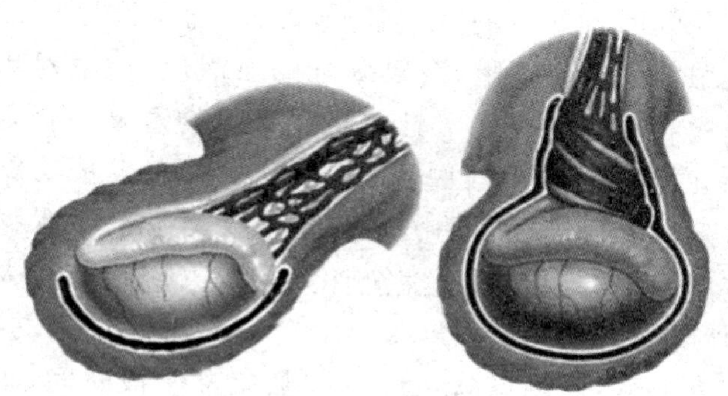

扭转的睾丸位置上移，变为横位(右侧)

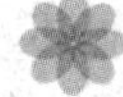

15. 怀疑睾丸扭转怎么办

突然发生的睾丸剧烈疼痛应当怀疑睾丸扭转，应及时就诊进行超声检查来协助诊断。彩色多普勒超声可以实时地观察睾丸内的血流情况及其变化。睾丸扭转时，患侧睾丸的血流减少或者消失，超声血流信号减弱或者消失；而在急性附睾睾丸炎时，患侧睾丸附睾的血流速度则是明显增加。因此，彩色多普勒超声被认为是迅速鉴别睾丸扭转与急性附睾睾丸炎最有效和首选的检查方法。我们也可以通过放射性核素进行睾丸扫描检查，可以显示扭转侧睾丸血流灌注减少，放射性核素不在患病侧睾丸聚集，图像显示为冷区，是一种可靠的辅助诊断措施。

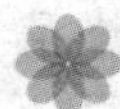

16. 睾丸扭转的治疗

睾丸扭转的治疗目标是力争挽救患侧的睾丸，保住睾丸的功能，而能否挽救患侧睾丸的关键在于患者从发病到明确诊断的时间。一旦睾丸扭转确诊，就应该尽快采取措施解除睾丸的血流梗阻，恢复睾丸的血液供应，这对于提高睾丸结构和功能的挽救率具有至关重要的意义。否则即使患侧睾丸得到了保留，也只是保存了个没有生精功能的睾丸。解除睾丸血流梗阻的方法包括手法复位和手术探查睾丸固定术两种类型。对于完全坏死的睾丸应该施行睾丸切除术（切除睾丸前，医师会在手术台上先解除精索的扭转，恢复睾丸的血供，用温盐水纱布湿敷睾丸一段时间，根据睾丸颜色变化，判断睾丸是否完全坏死）。由于对侧睾丸日后也存在发生睾丸扭转的可能性，因此也应当同时施行固定手术。必须强调，对于诊断有疑问不能排除睾丸扭转可能性的患者，也应该及时施行睾丸探查术，以便明确诊断和给予相应的治疗。

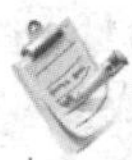
健康小贴士

睾丸扭转是急症之一，因为有失去睾丸的风险，并可能影响对侧睾丸功能，给男性生殖健康带来很大的危害。青少年在剧烈运动后，或者在睡眠中发生睾丸的局部剧烈疼痛，一定要考虑到睾丸扭转的可能。睾丸扭转有时容易和睾丸炎混淆，B超对睾丸血液供应的判断有重要的价值。睾丸扭转，有时会引起同侧腹部放射痛，如果不进行阴囊的局部检查，会以为是腹痛而误诊。

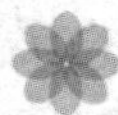

17. 附睾上小肿物

附睾肿物是男性生殖系统的常见疾病，肿物位于阴囊内，容易在洗澡或触摸时发现。附睾肿物绝大多数为良性，恶性很罕见。附睾肿物常见的类型和治疗方法如下。

(1)附睾炎性结节：是附睾肿物中最常见的一种，多见于中青年男性。一般是由尿道到精道管腔内的细菌微生物等逆行感染所致。急性期阴囊皮肤红肿，皮肤温度高，触之疼痛，慢性期一般无症状。急性期应以抗感染治疗为主，慢性期可以局部热敷或理疗。反复急性发作影响生活和工作者，可采用手术治疗。但对于未婚未育者，须谨慎手术。

(2)附睾囊肿：包括精液囊肿和单纯性囊肿，一般没有不适症状。精液囊肿与患者长期抑制射精有关，多见于中青年人，用手触摸为单发圆形肿物，有明显的囊性感，B超检查可明确诊断，一般不需要手术，只有在附睾囊肿出现持续疼痛或囊肿较大影响生活时才需手术治疗，手术行单纯的囊肿切除术就可以了，但对有生育需求者手术应慎重，因切除附睾囊肿可能导致附睾梗阻或免疫性不育。

(3)附睾精子肉芽肿：此病是由于精子从正常走行的管道溢出至周围间质，引起异物反应所产生的炎性肉芽肿。患者常常有阴囊手术、阴囊创伤或附睾睾丸炎症等病史，发病多见于20—40岁男性，附睾头尾部均可发生。临床表现主要为无痛或微痛的结节，质地偏硬，表面光滑。治疗以行附睾或单纯肿物切除术为主。术前同样应考虑患者的生育状况慎重选择。

(4)附睾结核：以青壮年患者为主，多发生于附睾的尾部。主要由尿道内的结核菌逆行感染引起，也可由肺部或其他部位的结核病变通过血液循环播散至生殖系统所致。早期无明显症状，极少数患者有高热、阴囊肿痛等类似急性附睾炎表现。后期附睾呈硬结节状，输精管增粗呈“串珠”样改变。患者早期可以通过规范抗结核药物治疗而治愈，药物治疗效果不理想或者附睾坏死形成脓肿的患者需行附睾切除术，术后继续给予抗结核治疗半年。

(5)附睾肿瘤：临床很少见，发病年龄主要在30—50岁。多数患者无症状，少数有阴囊胀痛感。附睾肿瘤70%～80%为良性肿瘤，生长缓慢，以手术治疗为主。恶性肿瘤手术切除的范围较大，需要行同侧睾丸、附睾和精索的根治性切除，术后还需要对患者进行放疗或者化疗等治疗。

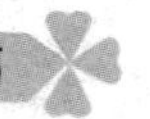

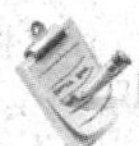
健康小贴士

附睾肿物在青壮年男性中是常见病，绝大多数为良性，极少极少有附睾恶性肿瘤。在洗澡或生活中发现阴囊内小包块时，不要紧张，但一定要到医院就诊，因为到底是睾丸肿物还是附睾肿物一般患者是难以明确区分的。附睾肿物手术可能会导致附睾梗阻或免疫性不育，有生育需求的男性，一定要告知医生，互相沟通选择最合适的治疗方案。

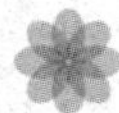

18. 睾丸肿瘤

睾丸肿瘤一般指的是睾丸的恶性肿瘤，在男性的主要发病年龄为 15—35 岁，大多数患者没有不适症状，仅在阴囊内可以触摸到无痛性的肿块。大约有 10％的患者是因为远处器官转移的相关表现，如颈部出现肿块，咳嗽或呼吸困难等呼吸系统症状，食欲减退、恶心、呕吐和消化道出血等胃肠功能异常，腰背痛和骨痛，外周神经系统异常及单侧或双侧的下肢水肿等来就诊。

睾丸肿瘤的发病率极低，但死亡率较高，青壮年男性应经常对阴囊进行自我检查，一旦发现睾丸包块应及时就诊。睾丸癌患者一经发现都应积极进行手术治疗确定肿瘤的病理类型。睾丸肿瘤患者 40％～50％是最常见的精原细胞瘤，精原细胞瘤患者在睾丸根治性切除和放疗后，有较高的生存率。畸胎癌、胚胎癌、间质细胞瘤等睾丸肿瘤的生存率则较低。随着对睾丸肿瘤正确的临床和病理分期，影像学的进展和血清肿瘤标志物检测的改善，手术方法的进步，化疗方案的正确选择，以及放射治疗的进展，睾丸肿瘤的总体生存率从20世纪60年代的60%～65%到20世纪90年代的90%以上，医学的进步已经极大地改善了睾丸肿瘤的治疗效果。

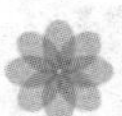

19. 睾丸肿瘤的危险因素

很多因素和睾丸肿瘤的发病有关。先天因素有隐睾或睾丸下降不全、家族遗传因素（家族中有睾丸恶性肿瘤患者）及雌激素分泌过量等。睾丸的损伤、感染，从事苯类等有毒职业和环境污染等后天因素也和睾丸癌的发病有关。母亲在妊娠期间如果过多补充外源性的雌激素则会增加患睾丸癌的危险。另外，基因学研究表明，人类染色体的异常，如12号染色体短臂异位、P53基因的突变，与睾丸肿瘤的发生具有密切的关联。

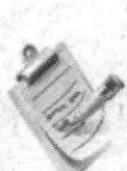

健康小贴士

睾丸肿瘤一般没有不适症状，大多是洗澡时无意发现。睾丸肿瘤患者除影像检查外，需常规行血清甲胎球蛋白（AFP）、绒毛膜促性腺激素（HCG）检查。睾丸生殖细胞肿瘤患者应行腹股沟探查及根治性睾丸切除术。术后根据病理结果选择放疗或者化疗。经常接触苯类等有害物质的职业、处在强污染的环境中等是睾丸癌的危险因素。母亲在怀孕期间应尽量控制雌激素的摄入量，减少以后患睾丸癌的风险。

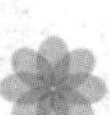

20. 睾丸鞘膜积液

睾丸位于两层鞘膜包绕的鞘膜腔中，鞘膜腔内含有少量液体，有润滑作用，能使睾丸在其中自由滑动不受损伤。在正常情况下鞘膜囊壁的分泌和吸收浆液是平衡的，鞘膜腔内的积液量就保持相对稳定。当鞘膜本身或睾丸、附睾等发生病变时，鞘膜的分泌和吸收之间的平衡被打乱，导致浆液分泌过多而吸收减少，逐渐形成鞘膜积液。睾丸鞘膜积液从外观看阴囊呈卵圆形，触之光滑，有弹性，但无触痛。因为是液体，用手电筒做透光试验可以透过光线。少量积液对身体影响不大，但若积液量增大到一定程度可影响患者参与体育运动，也可能会影响性生活。长期较大的睾丸鞘膜积液因张力大而对睾丸的血供和温度调节产生不利的影响，影响生育功能。

21. 婴幼儿鞘膜积液

前面讲隐睾时我们说过，在胚胎发育的第 7 周睾丸形成的时候，并不在阴囊内，随着胚胎的发育，睾丸的位置在腹膜后不断下降。正常情况下，在胚胎第 8 个月末的时候睾丸才下降到阴囊内。睾丸由腹膜后下降至阴囊时，腹膜也随之下降，成为睾丸鞘膜。随睾丸下降的鞘突则在出生后完全闭合，成为条索状物。若鞘突完全未闭合，腹腔内液体可沿其未闭合的管腔流至睾丸周围或停留于精索某一段上，形成的鞘膜积液称为先天性或交通性鞘膜积液。表现为液体能随体位的改变从鞘膜腔到腹腔来回流动，站立时增大，平卧时缩小。随着年龄的增长，睾丸鞘膜壁层淋巴管吸收功能逐渐发育成熟，90%的先天性鞘膜积液常常在男孩1—2岁时都会被吸收。

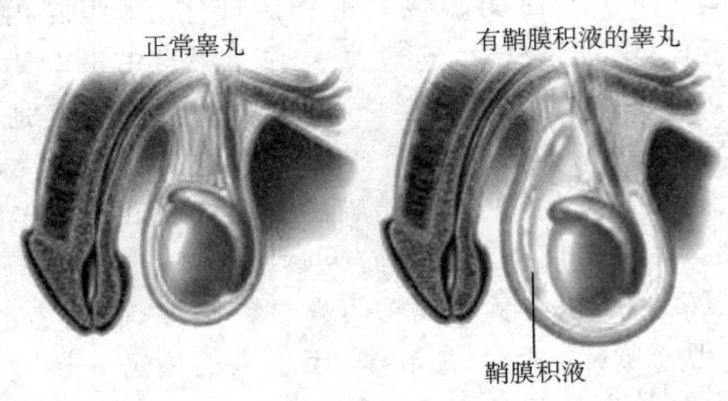

睾丸鞘膜积液

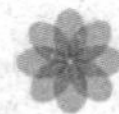

22. 睾丸鞘膜积液的病因和分类

所有导致睾丸鞘膜分泌增加、吸收减少的因素都可能引起睾丸鞘膜积液。睾丸、附睾和精索的炎症会刺激鞘膜渗出分泌增加，造成积液，称为继发性鞘膜积液。根据鞘膜积液位置不同，分为睾丸鞘膜积液和精索鞘膜积液两类。根据鞘膜腔和腹腔是否相通，可分为交通性鞘膜积液和非交通性鞘膜积液两类。当腹膜鞘突闭锁不全时，鞘膜腔和腹腔相通，腹腔内的液体可进入鞘膜腔并可以在两者之间来回移动，积液量随身体站立平卧的位置而变化，称为交通性鞘膜积液。

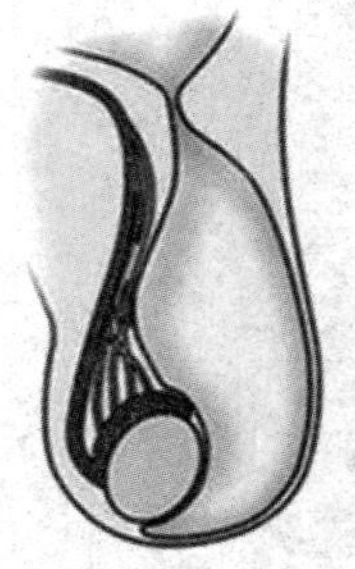
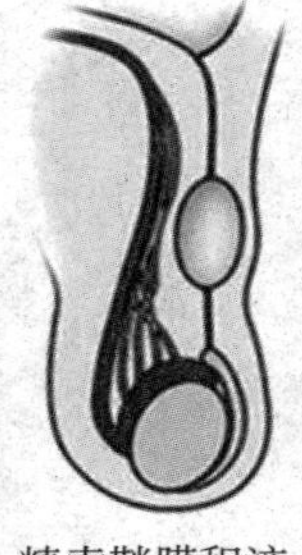
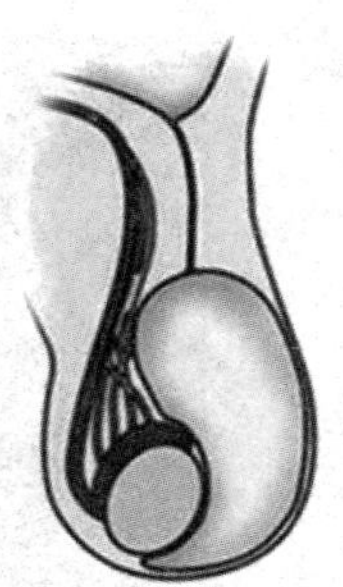

交通性鞘膜积液　精索鞘膜积液　睾丸鞘膜积液

睾丸鞘膜积液分类

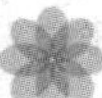

23. 睾丸鞘膜积液诊断

睾丸鞘膜积液主要是在阴囊内或腹股沟区有一卵圆形或者梨形肿物。少量鞘膜积液一般不会带来不适感，积液量较多者就会有阴囊下垂、坠胀不适等症状。交通性鞘膜积液表现为患者站立活动后阴囊肿大明显，平卧后托起阴囊，积液逐渐流入腹腔，囊肿缩小或消失。可以通过透光试验、B超检查等进一步明确睾丸鞘膜积液的诊断。

睾丸鞘膜积液主要表现在阴囊内或腹股沟区有一卵圆形或者梨形肿块，较常见的腹股沟斜疝也主要是这个表现。阴囊透光试验是鉴别鞘膜积液和腹股沟斜疝的一种简单有效的方法。阴囊皮肤较薄，组织较疏松，很容易透过光线，鞘膜积液囊内是液体，也是透光的。用手电筒从阴囊下面照射阴囊，在对侧可以看到阴囊皮肤及阴囊内组织呈鲜红色，称为透光试验阳性（如上图所示）。将纸筒卷紧贴阴囊皮肤，通过纸筒观看会更清楚。而腹股沟斜疝，疝囊内是肠

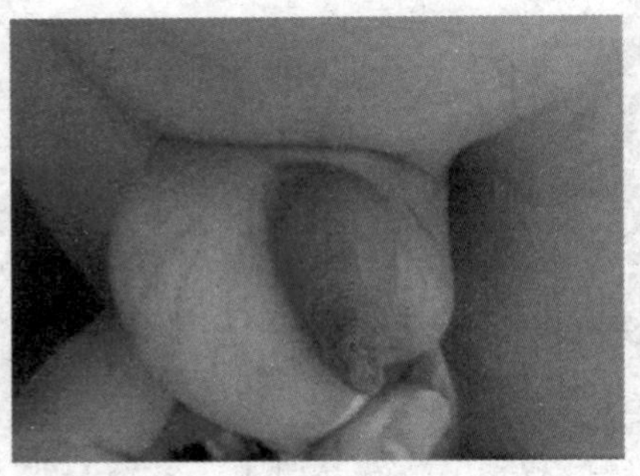

透光试验

管，肠管内有混浊的肠内容物，不容易透过光线。我们做透光实验时，光线不能穿透，光源对侧发暗，即透光试验阴性。

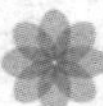 24. 睾丸鞘膜积液对身体的影响

小的睾丸鞘膜积液对身体无明显影响。较大的睾丸鞘膜积液，不但会给患者行走、锻炼和社会活动带来影响，而且影响睾丸功能和性活动。鞘膜积液长期存在，鞘膜囊内压力增高，使睾丸的血液循环受到影响，影响睾丸发育和生精功能。鞘膜积液过大，阴茎被阴囊皮肤包绕，阴茎外露的部分明显缩短，不利于正常性生活，从而也会影响生育。

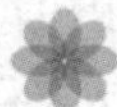 25. 睾丸鞘膜积液的治疗

睾丸鞘膜积液没有有效的治疗药物或者说不需要药物治疗。治疗方法主要是随访观察和手术治疗。下面这几种情况可以随访观察，不需要手术治疗：2 岁以前儿童鞘膜积

液随着发育往往能自行吸收;成人鞘膜积液积液量少、张力小、临床观察较长时间没有增大且无明显症状者;继发于睾丸炎等疾病者,对原发性疾病的治疗成功后,鞘膜积液往往能自行消退。

2 岁以下婴儿的鞘膜积液一般可自行吸收,但当积液量大而无明显自行吸收者需手术治疗;2 岁以上的有交通性鞘膜积液患者或较大的睾丸鞘膜积液影响生活者应予手术治疗。儿童鞘膜积液可以在 B 超引导下行鞘膜腔穿刺抽液,大多数不再复发。儿童交通性鞘膜积液应在内环处将疝囊颈高位结扎,阻断腹腔积液的下流。成年人不推荐行穿刺抽液,而应该行鞘膜切除翻转术,一方面切除了多余的鞘膜使浆液的分泌减少,另一方面翻转后残余鞘膜分泌的液体会被阴囊壁组织吸收。

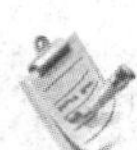

健康小贴士

正常情况下鞘膜腔内含有少量液体,对睾丸起润滑作用。少量鞘膜积液,2 岁以下婴儿的鞘膜积液一般可自行吸收,不需要治疗。鞘膜积液不需要药物治疗。交通性鞘膜积液或者较大睾丸鞘膜积液影响活动、性生活和睾丸生精功能,需要手术治疗。儿童交通性鞘膜积液行疝囊颈高位结扎术,儿童非交通性鞘膜积液可以行穿刺抽液。成人不推荐穿刺抽液,因为容易复发。

26. 精索静脉曲张

精索静脉曲张是青壮年男性常见病。很多原因会引起精索静脉内血液回流受阻，导致静脉腔内压力升高，出现精索静脉的异常伸长、扩张和纡曲，形成曲张的静脉丛。精索静脉曲张患者站立或憋气时，可以看到患病侧的阴囊较对侧下垂，阴囊表面静脉血管扩张、纡曲，触摸阴囊内时，可以感觉到曲张的静脉像蚯蚓状团块，平卧的时候会减轻或者消失。病情较轻者并无明显不适症状，严重者会出现阴囊“酸、麻、坠、胀”的感觉，尤其在长时间站立及行走后症状明显，平卧或早晨起床时感觉会明显减轻或消失。

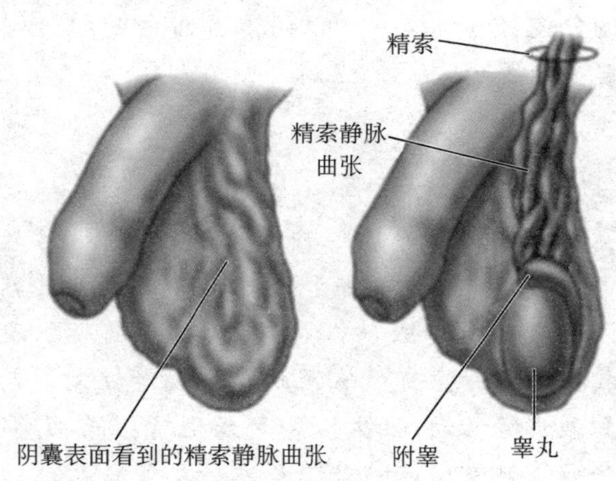

精索静脉曲张

男性人群 10%～15%都患有不同程度精索静脉曲张，在青壮年男性中更常见。据报道，某市 2016 年的征兵体检中，男性青年不合格人群中精索静脉曲张占到了 8%。人类

是直立行走的高级动物，精索静脉内血液必须克服重力自下而上向心脏回流，如果精索静脉管壁及其周围结缔组织薄弱、睾提肌发育不全等，血管壁或周围组织对血管的挤压作用减弱，静脉回流的动力就会减弱。精索静脉内有瓣膜，就像开关一样，血液向心脏方向流动时就打开，关闭时可以防止血液向睾丸方向反向流动。静脉瓣膜缺损或关闭不全便会导致血液自上而下的反流。上述两种情况使精索静脉的回流受到影响，血流淤积从而引起精索静脉曲张。精索静脉本身的病变和血流障碍之间相互影响，加重病情的进展。

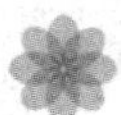

27. 精索静脉曲张好发部位

精索静脉曲张约95％发生于左侧，究其原因为：①左侧精索静脉较右侧长，并且呈直角进入肾静脉，静脉回流的阻力较大，静脉内压力较高；②左侧精索静脉瓣膜缺损或关闭不全的发生率高于右侧；③左精索静脉的前面是左半结肠和乙状结肠压迫，容易受它们压迫；④主动脉与肠系膜动脉这两根血管像钳子一样夹着左肾静脉，左肾静脉受压会影响精索静脉回流；⑤左侧髂总动脉和髂总静脉组成第二把钳子，直接夹住左精索静脉，影响血液回流。

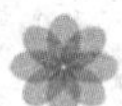

28. 精索静脉曲张对男性生育功能的影响

精索静脉曲张可影响男性的生育功能，是导致男性不育的主要原因之一。精索静脉曲张使睾丸血液灌注减少，睾丸需要的营养物质来不了，新陈代谢产生的废物又排不

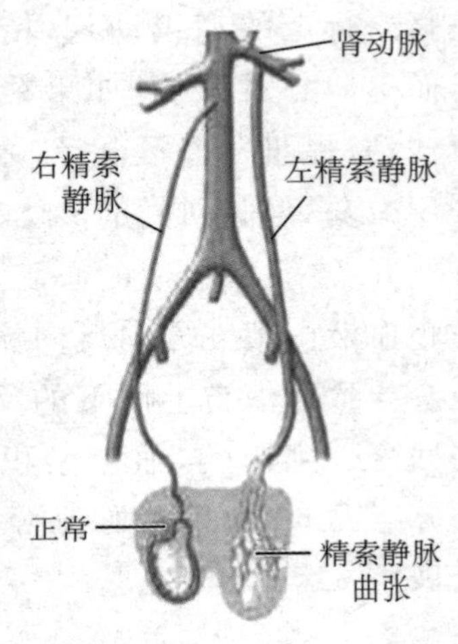

精索静脉曲张大多发生于左侧

出去；精索静脉曲张血液淤滞在睾丸内会使睾丸的温度升高，不利于精子的发育；精索静脉曲张瓣膜关闭不全，肾上腺和肾回流的血液可沿精索静脉逆行向下流动，将肾上腺和肾分泌的代谢产物带入精索静脉，对睾丸的生精上皮产生毒性作用；两侧睾丸静脉血管有丰富的交通支，左侧血液中的毒素可以流到右侧而影响右睾丸的精子发育。这些因素综合导致睾丸缺乏营养，发生萎缩，影响精子发生，造成精子活动力下降，不成熟精子和尖头精子的数量增多，从而影响男性生育能力。

29. 自我判断精索静脉曲张的程度

根据下列分类方法，对自己的精索静脉曲张程度做一个初步判断。精索静脉曲张一般分为三度：一度是最轻的，静脉曲张的情况是“看不见摸不着”，站立时看不到阴囊表面皮肤有曲张的静脉血管突出，平时也摸不到阴囊内曲张的静脉，只有在屏气、咳嗽等动作使腹压增加时才可在阴囊内摸到少量曲张的静脉血管，平卧时曲张的静脉很快消失；二度是“看不到摸得着”，站立时看不到阴囊上有扩张的静脉血管，但是可以摸到阴囊内有较明显的曲张静脉，平卧时包块逐渐减轻或消失。三度是最严重的，称之为“看得见摸

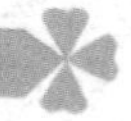

得着”，阴囊表面可以看到明显的粗大曲张静脉血管，阴囊内可触摸到明显的蚯蚓状扩张成团的静脉血管，平卧时消失缓慢。

怀疑精索静脉曲张除了根据上述三度自检的方法初步判断外，还应行彩色多普勒超声检查，这个检查不会给身体带来创伤，操作起来很便捷。应用彩色多普勒超声检查可以测量精索静脉的粗细，同时可以判断精索静脉中血液反流的情况。超声诊断精索静脉曲张的标准是要同时满足下面两条：①平静呼吸时超声测量精索静脉的内径＞1.8mm，患者站立、屏气使腹压增加时测量精索静脉内径＞2.0mm；②患者站立、屏气使腹压增加时，B超测到反流信号且反流持续时间超过1秒以上。精液分析主要是判断精索静脉曲张对男性生殖功能是否造成损害，至少需要进行2次精液分析，精液中如果检测出不成熟精子可确定睾丸功能受到明显损害。

30. 精索静脉曲张的治疗

精索静脉曲张的治疗应根据有无临床症状、静脉曲张程度及有无影响精子数量和质量来区别对待。曲张程度为轻度，没有不适症状者可不予以处理；不适症状轻微且精液检查结果基本正常者可选择采用托起阴囊、穿紧身内裤促进血液回流、局部冷敷及减少性刺激等方法进行处理。

一个男性不育患者，精液检查不正常，男女双方都没有发现其他影响生育的疾病，只要精索静脉曲张诊断一旦确定，无论轻重应及时行手术治疗；如果是重度精索静脉曲张伴有明显“酸、麻、坠、胀”等症状，影响到了患者的生活质

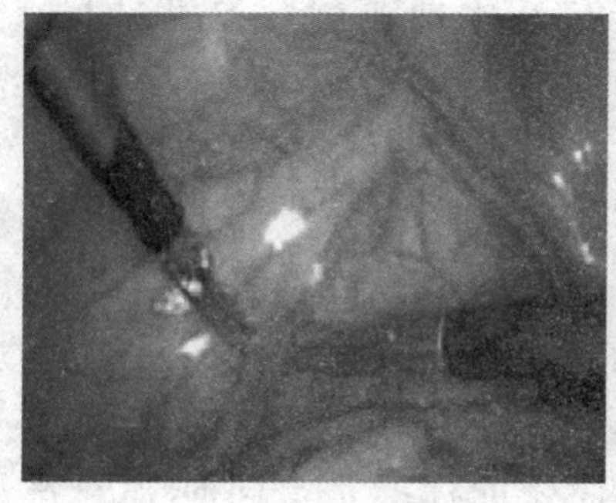

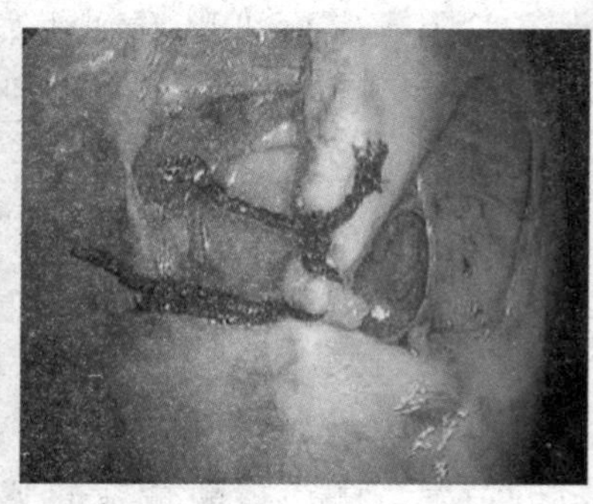

腹腔镜下精索静脉高位结扎手术

左侧蓝色的血管就是曲张的精索静脉，右图已游离结扎准备切断精索静脉

量，应行手术治疗；如果精索静脉曲张导致睾丸明显缩小软化，即使患者已经生育有孩子，如果有治疗愿望也可考虑手术治疗；前列腺炎、精囊炎和精索静脉曲张同时存在，前列腺炎久治不愈者，可选择行精索静脉曲张手术；青少年的精索静脉曲张，随着年龄增大，往往会导致睾丸功能的损害逐步加重。因此，青少年期精索静脉曲张伴有睾丸体积缩小者，应尽早手术治疗；如果一个轻度精索静脉曲张患者，精液分析正常，应每隔 1－2 年随访复查一次，一旦出现精液分析异常、睾丸缩小、质地变软等情况应及时手术。

精索静脉曲张对睾丸功能的影响是一个长期、缓慢的过程，因此手术后睾丸功能的恢复和精液质量的改善同样是需要时间的。多数患者术后半年到一年精液质量即有所改善，但也有需要更长时间恢复的。另外，绝大部分患者手术后症状明显缓解，但也有部分患者症状缓解不明显，这和精索静脉高位结扎手术方式及患者的精神心理因素有一定

的关系。因此，术前给予患者充分知情权，了解手术的特点和目的，医患共同做出合理选择。

精索静脉曲张手术治疗后有可能会复发，因为在精索静脉高位结扎切断后可能会有新的血管网生长出来，肾上腺、肾代谢的有毒物质通过新生的血管逆流对睾丸生精功能产生影响。手术后随访的主要目的有三个：①检查是否有复发。②看看是否有和手术相关的并发症。③监测精液质量是否有明显改善。手术后两周的复查，主要检查有无手术并发症。在术后 3 个月进行第二次随访，主要检查精液质量的改善情况。

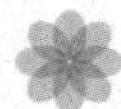

31. 血精症

血精症是在性生活射精时或者遗精时排出精液的颜色为红色。有很多年轻男性是因为发现内裤上有红色精液斑片来就诊的。我们知道，正常精液呈乳白色、灰白色或淡黄色，出现血精后因为精液中混有红细胞，精液颜色呈粉红色或棕红色，有的精液中带有血丝或者凝血块。较重者肉眼看到精液为红色，称为“肉眼血精”，部分病情较轻者需借助显微镜检查在精液中发现红细胞，称之为“镜下血精”。大多数患者是因为偶然发现肉眼血精来就诊。

性交时射出血色精液，会给患者带来极大的恐慌，往往怀疑自己得了大病。其实，有时候血精是功能性或者一过性的，并不都是由疾病引起的。这是因为，男性在达到性高潮时精囊腺的收缩和随之而来的射精完毕后精囊腺会出现快速的松弛，使精囊腺内的压力急速发生收缩和松弛的变化，精囊壁上的毛细血管受到损伤造成出血，或者毛细血管的通透性改变红细胞进入精囊腔引起渗血。这部分患者的血精不是因为炎症、肿瘤等疾病引起，称之为功能性血精，是不需要特殊治疗的。

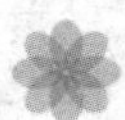

32. 可引起血精症的疾病

精子是由睾丸产生，在附睾成熟的，性高潮射精时，精子和精囊液、前列腺液一同经尿道排出体外，这个过程所经过的每个部位的病变均可能会引起血精，但常见的来源部位是精囊、前列腺和后尿道的病变。精囊、前列腺和后尿道的炎症是血精最常见的原因。生殖管道的结石、囊肿、黏膜血管异常等可引起血精；膀胱、前列腺、睾丸和精囊的恶性肿瘤也可以引起血精；一些医学上的诊断或者治疗性操作，如前列腺穿刺活检、前列腺内药物注射、前列腺癌的放疗、经尿道的器械操作或盆腔手术致精囊损伤及输精管结扎术后、下端输尿管结石体外冲击波碎石术后等可引起血精；盆腔部位的创伤，如会阴部外伤、睾丸附睾外伤、骨盆骨折等也可引起血精；全身性因素，如高血压、血液凝血障碍性疾病（淋巴瘤、血小板减少症、白血病、血友病）和继发于肝疾

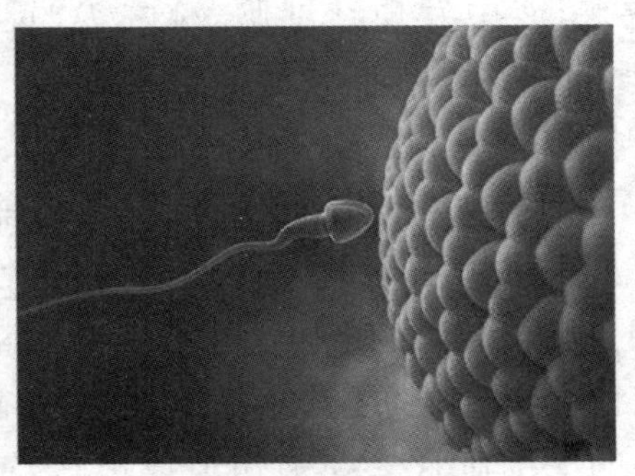

病的凝血功能异常等亦可引起血精。

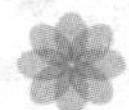

33. 血精症需做的检查

血精症要进行尿液分析、细菌培养和药物敏感试验、精液和前列腺液常规等检查。精液常规或前列腺液显微镜下面的检查常常会发现红细胞及白细胞的数量明显增高。>40 岁的患者还应该检查血清的前列腺特异抗原(PSA)以除外前列腺恶性肿瘤。此外,还应行血常规、肝功能、肾功能、凝血功能和电解质的检查,以除外慢性病和出血性疾病引起的血精。血精患者适合做磁共振(MRI)检查,这是一个没有创伤的检查,没有 X 线的辐射,能除外精囊腺的肿瘤。经直肠的超声检查要把专用的超声探头放入直肠,可能给患者带来不适,但是和腹部 B 超相比,能更清楚地显示前列腺和精囊腺,也是血精症患者检查的重要方法,并可同时在超声引导下对精囊或前列腺穿刺引流或者活检以便明确病理性质。由尿道、膀胱、射精管、精囊等病变引起反复血精时,应行膀胱尿道镜、输尿管镜或精囊镜等检查。

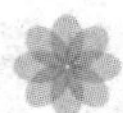

34. 血精症对男性健康的影响

血精的病因主要是炎症,因为炎症时精液与大量白细胞甚至脓液混合排出,精液的黏稠度会显著增加,射出的精液也不容易液化,精子在黏稠的血性液体中无法运动,不能长驱直入进入宫颈;炎症时精液的总量也会减少,不能给精子提供足够畅快游泳的液体环境,不利于精子的存活和运动;如果血精症迁延不愈,反复发作,会使患者对性生活产生恐惧，影响男性性功能。炎症和精液引流不畅很容易转为慢性，引起输精管、射精管管壁增厚，狭窄堵塞，射精时只有感觉而没有精液排出，可造成梗阻性无精症。

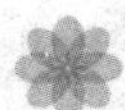

35. 防治血精症

血精症的患者要根据病因选择合适的治疗方案，治疗方法包括给予口服止血药物、暂停性生活、口服抗生素等对症治疗，因为大多数是炎症引起，所以经上述治疗后患者常能痊愈。急性精囊炎患者应合理应用抗生素以减轻症状，控制感染。

附睾、精囊和前列腺等器官因结核菌感染导致血精患者，需正规抗结核治疗(包括联合用药和足够的疗程)，必要时可行结核病灶手术切除。顽固性、反复性血精考虑精囊炎所致者，可以采用经尿道输尿管镜或精囊镜进行精囊冲洗，或者超声引导下经会阴精囊穿刺冲洗引流。后尿道的息肉、尿道黏膜的血管异常等引起血精者，可行经尿道电切或电灼止血手术。而膀胱癌、前列腺癌和精囊癌患者则需按相应的方案进行治疗。

大多数的血精患者出血量少，症状较轻，多喝水就可以自愈，预后较好，但仍有复发的可能，因此如何预防非常重要，尤其是合并有慢性前列腺炎者。精囊炎的预防和前列腺炎的预防非常相似，主要是因为精囊和前列腺两个器官相邻相通，精囊炎和慢性前列腺炎常常相互影响相互并存。要注意适度的性生活，次数不宜过频过激烈，也不应该禁欲时间过长；饮食上禁忌饮酒和辛辣刺激性食物；不要长距离骑自行车、久坐等，以免造成盆底肌肉紧张前列腺精囊充血

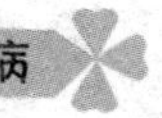

水肿,导致炎症反复发作。跑步等体育活动、温水坐浴等可以舒缓盆底肌肉,减轻前列腺和精囊的水肿。积极的心态,乐观的生活态度也是慢性前列腺炎和精囊炎预防的一剂良药。

七、前列腺炎

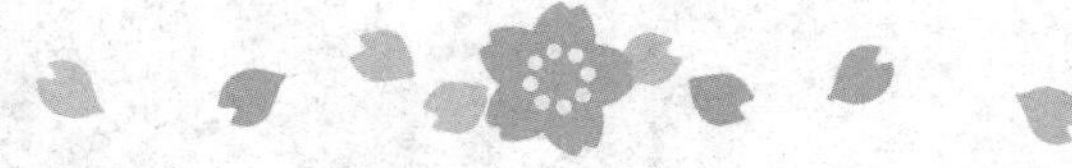

膀胱出口一道关，前列腺炎很常见。
六类症状易复返，抑郁焦虑难入眠。
四型分类仔细辨，对症治疗是关键。
积极乐观一剂药，走出误区阳光现。

前列腺是男性生殖器官的一个腺体，成年男性正常的前列腺形状犹如倒放的板栗，重量一般在15克左右，体积在20ml左右。如果用B超测量的话，正常前列腺左右横径约4cm、上下径约3cm、前后径约3cm。为了了解前列腺的发育过程：有学者对1601例从新生儿到92岁的男性人群的前列腺大小做了分析研究，将前列腺的生长分为四个时期：第一慢速生长期（新生儿至9岁）前列腺每年生长0.14g；第一快速生长期（10－30岁）前列腺每年生长0.84g；第二慢速生长期（30－50岁）前列腺每年生长0.21g；第二快速生长期（50－90岁）每年生长0.5g。

前列腺隐藏的位置比较深，自己是摸不着的，医师在做直肠指诊检查时才能够用手指触摸到前列腺。具体地说：前列腺在膀胱颈和后尿道之间，包绕着尿道，称为前列腺部尿道。

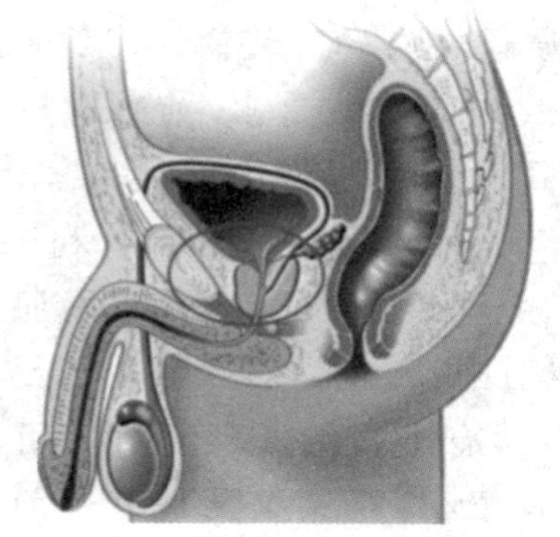

前列腺位置示意图

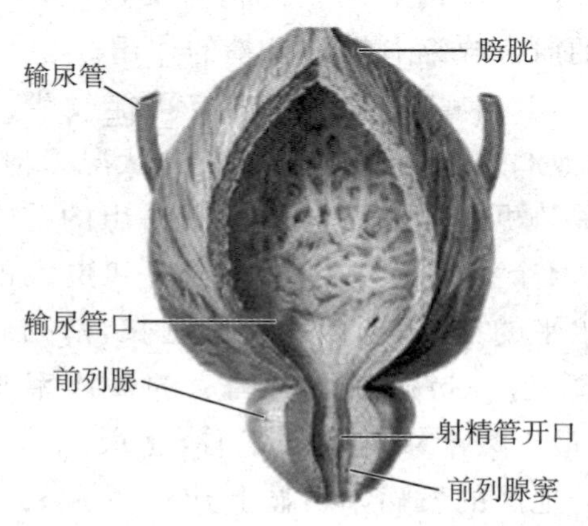

前列腺和相邻器官

前列腺的位置和它的内外分泌功能决定了它在男性生殖健康中起着重要的作用。前列腺分泌的前列腺液，是精液的重要组成成分。男性每次排出的精液 3～5ml，其中

70%～80%是前列腺液。如果前列腺有问题，精液也会产生问题。精子的质量、液化时间、活动率都和前列腺液息息相关，精子是鱼，前列腺液就是水，前列腺液对精子正常的功能具有重要作用。前列腺液为碱性液体，可缓冲阴道内的酸性环境，适合精子的生存和活动，有利于受孕。前列腺包绕尿道组成了尿道前列腺部，环状平滑肌纤维围绕着此部分，参与构成尿道内括约肌，对控制排尿防止尿失禁有辅助作用；前列腺内含有丰富的5α-还原酶，可将睾酮转化为有生理活性的双氢睾酮，双氢睾酮是良性前列腺增生症发病的推动机。治疗前列腺增生的药物通过阻断5α-还原酶，可减少双氢睾酮的产生，从而使增生的前列腺组织萎缩，改善患者排尿。前列腺内有两条射精管穿过，当射精时，前列腺和精囊腺的肌肉收缩有辅助排精的作用。

感染、增生和肿瘤在前列腺都有可能发生。年轻人易患前列腺炎，他们也更关注前列腺炎的状况。但是，实际上对男性健康威胁更大的是中老年以后易患的前列腺增生和前列腺癌，这两个疾病有更高的发病率和更大的危害。随着人民生活水平的提高，预期寿命的延长，前列腺癌的发病率也明显提高，这一疾病在欧美国家的发病率明显高于亚洲地区，但从最近数十年的数据来看，北京、上海、广州等经济比较发达的地区的发病率明显上升。

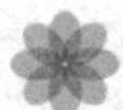

1. 前列腺炎发病原因

前列腺炎分为急性前列腺炎和慢性前列腺炎。急性细菌性前列腺炎是由于细菌、病毒等病原菌经过尿道口部位逆行进入前列腺或者原发部位，如肺部的感染细菌经血液

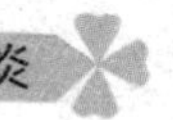

循环到达前列腺引起的前列腺急性炎症。慢性前列腺炎更常见,发病更复杂,主要与以下几方面因素有关。

(1)前列腺充血、前列腺液淤积:性生活过频、经常性交中断等,可引起前列腺过度充血水肿。禁欲、过度节制性生活,也会使前列腺液淤积,从而造成前列腺充血。骑自行车过久、久坐等,盆底组织处于紧张状态,导致前列腺腺体被动充血。酗酒、大量吃辛辣刺激性食物,也会让腺体充血。对于尿潴留或者其他原因需要插入尿管导尿、前列腺按摩时手法过重或过于频繁等均可造成医源性前列腺充血。前列腺有丰富的 α-肾上腺能受体,这些受体会使前列腺部肌肉收缩,感冒受凉会引起这些受体活性增加,导致前列腺尿道内压力增加,产生郁积性充血。

(2)感染:细菌、真菌、支原体、病毒等病原微生物经过尿道直接蔓延、血行播散或者淋巴感染侵及前列腺,导致前列腺炎反复发作或加重。

(3)排尿功能失调:前列腺平滑肌过度收缩,使得前列腺部尿道压力增加,尿液经前列腺管返流入前列腺组织内,尿液直接刺激前列腺,诱发"化学性前列腺炎",引起排尿异常和骨盆区域疼痛等症状。

(4)精神心理因素:久治不愈的前列腺炎患者中一半以上存在明显的精神心理因素和人格特征改变,如焦虑、抑郁、疑病症等,甚至有的患者有自杀倾向。精神、心理因素的变化反过来可引起自主神经功能紊乱,造成后尿道神经肌肉功能失调,导致骨盆区域疼痛及排尿功能失调。

(5)神经内分泌因素:前列腺、尿道的局部疼痛会通过神经反射引起膀胱尿道功能紊乱,导致会阴部和盆底肌肉异常收缩，在前列腺以外的相应区域出现牵涉痛。

(6)免疫反应异常：前列腺来源的前列腺特异抗原(PSA)、病原体的残余碎片或坏死组织等可作为抗原，诱发前列腺的免疫反应，造成抗原抗体复合物在前列腺沉积，导致一系列的临床表现。

(7)盆腔相关疾病因素：有些慢性前列腺炎患者的症状与盆腔静脉充血相关，可能是造成久治不愈的原因之一。

2. 前列腺炎易患人群

前列腺炎就诊的人群占泌尿外科门诊男性患者的25%～30%，其中绝大部分为20—50岁的青壮年男性，以慢性前列腺炎为主。为什么青壮年男性容易发生前列腺炎呢？青壮年时期正是男性性功能的旺盛时期，性活动频繁，在反复性兴奋的刺激下易导致前列腺的反复充血，诱发炎症；青壮年时期，前列腺液分泌旺盛，前列腺液量多，为细菌提供了营养物质易致细菌生长繁殖；青壮年时期，各种社会应酬较多，生活不规律，熬夜、吸烟、酗酒、各种饭局导致营养过剩易嗜辛辣刺激食品；青壮年男性是家庭的主心骨，社会压力大，工作繁忙，有的长期坐办公室或经常出差坐汽车、高铁、飞机等，易致前列腺充血水肿。长期充血水肿的前列腺，在机体抵抗力低下或身体其他部位发生感染时，病原体容易进入前列腺，导致急、慢性前列腺炎的发病。

3. 前列腺炎发病地理图

前列腺炎是成年男性的常见疾病，在世界范围内都有较高的发病率。由于目前没有形成统一的诊断统计标准，世界各地前列腺炎发病情况存在着很大的不同。在美洲，20—79 岁男性人群前列腺炎患病率为 2.2%～16%；在欧洲，20—59 岁男性人群前列腺炎患病率为 14.2%；在亚洲不同国家和地区，20—79 岁的男性中前列腺炎患病率为 2.6%～8.7%。我院初步统计前列腺炎就诊患者占泌尿外科门诊患者的 15%左右。可以看出，无论是在东方还是西方，无论是在亚洲还是美洲，前列腺炎都有较高的发病率。有一种说法是 50%的男性在一生中的某个时期可能会受到前列腺炎的困扰。前列腺炎虽然不可怕，但仍有部分前列腺炎患者的生活质量受到严重影响，也给和谐家庭生活带来困扰。

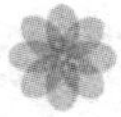

4. 前列腺炎分类

准确地对前列腺炎进行分类是正确选择治疗方案的关键。目前国际上普遍采用的是 1995 年美国国立卫生研究院(National Institutes of Health，NIH)的分类方法。我国也是采用这个分类方法来指导诊断和治疗。主要是根据患者的症状、前列腺液和尿液白细胞数量、细菌培养结果等指标，将前列腺炎分为四型。

(1) Ⅰ型为急性细菌性前列腺炎，患者起病急，往往有突发的全身发热等不适，伴有明显的尿频、尿急等下尿路感染症状，尿液中白细胞数量升高，血液和尿液细菌培养发现细菌。

(2) Ⅱ型为慢性细菌性前列腺炎，占慢性前列腺炎的 5%～8%。有尿频、尿急、尿痛等反复发作的下尿路感染症状，持续时间超过3个月，前列腺液或精液中白细胞数量升高，尿液或前列腺液培养出细菌。

(3)Ⅲ型为慢性前列腺炎/慢性骨盆疼痛综合征，是前列腺炎中最常见的类型，约占慢性前列腺炎的90%以上。主要表现为骨盆区域疼痛，疼痛的部位常常在会阴、阴茎、肛门周围、尿道、耻骨、腰骶等部位，单独出现或者几个部位同时疼痛不适。排尿异常主要表现为尿急、尿频、尿痛、夜尿增多等。由于慢性疼痛久治不愈，反复发作，患者生活质量下降。常常合并精神症状，表现为焦虑、抑郁、紧张、恐惧，出现精神心理和人格特征改变，严重者多疑，甚至有自杀倾向。精神症状严重患者可合并性功能障碍，表现为性欲差、勃起困难、早泄等。持续时间超过3个月，可伴有不同程度的排尿症状和性功能障碍，这类患者生活质量受到严重影响。前列腺液、精液和尿液细菌培养结果均为阴性。根据前列腺液、精液、尿液显微镜检查有无白细胞，该型又可再分为ⅢA(炎症型)和ⅢB(非炎症型)两种亚型：前列腺液、精液或尿液中白细胞数量升高为ⅢA型，白细胞在正常范围为ⅢB型，两种亚型各占50%左右。

(4)Ⅳ型为无症状的前列腺炎，患者平时无任何不适症状，仅仅在行前列腺相关的检查时发现了炎症证据，如前列腺液、精液常规检查时发现白细胞，或者前列腺组织活检及前列腺切除标本发现炎症病理改变等。

5. 自我测评前列腺炎

慢性前列腺炎给患者生活质量带来很大影响，患者可以自行对自己症状进行评分，了解症状严重程度并方便就诊时和医师进行沟通。慢性前列腺炎的症状严重程度可采用美国国立卫生研究院慢性前列腺炎症状指数(NIH-CPSI)评分表进行评估,NIH-CPSI 目前已被翻译成多种语言,广泛应用于慢性前列腺炎的症状和疗效评估,可以很方便地在网上输入"慢性前列腺炎症状指数(NIH-CPSI)评分表"进行搜索、下载和自评。NIH-CPSI 评分表主要包括三部分内容、9 个问题(总评分为 0～43 分)。第一部分评估疼痛部位、频率和严重程度,由问题 1－4 组成(0～21 分);第二部分为排尿症状,评估排尿不尽感和尿频的严重程度,由问题 5－6 组成(0～10 分);第三部分评估对生活质量的影响,由问题 7－9 组成(0～12 分)。第一部分和第二部分所有得分的和便是症状(疼痛＋排尿症状)严重程度评分,0～9 分为轻度症状,10～18 分为中度症状,18～31 分为重度症状。把所有得分相加便可得出慢性前列腺炎症状总分,轻度为 1～14 分,中度为 15～29 分,重度为 30～43 分。

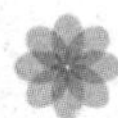 6. 前列腺液与解读检查结果

单纯根据症状和评分诊断前列腺炎是不全面的,还需要进行尿常规和前列腺液的检查。前列腺液检查是诊断前列腺炎和对前列腺炎进行分类的重要方法。患者采取如下图所示的膝胸卧位,由医师经过肛门按摩前列腺,在手指的挤压下,前列腺液经尿道口溢出,然后滴在玻片上送化验室检查。正常的前列腺液检验结果是:外观呈乳白色的稀薄液体,显微镜下面可以看到大量几乎满视野卵磷脂小体,有少量上皮细胞及红细胞。每个高倍显微镜视野下红细胞数量应<6 个,白细胞数应<10 个,有少量精子。前列腺液的 pH6.3～

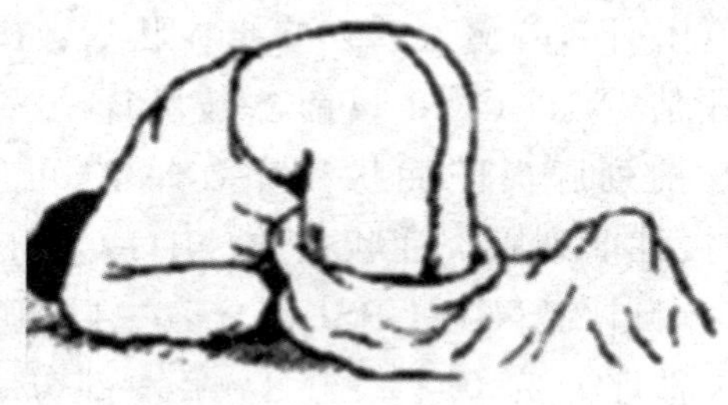

膝胸卧位

6.5。前列腺炎患者，前列腺液常规检查卵磷脂小体的数量明显减少，如果每高倍视野白细胞数量＞10个就有诊断意义了。当前列腺有细菌、真菌及滴虫等病原体感染时，可在前列腺液中检测出这些病原体。有部分患者虽经前列腺按摩，但无前列腺液排出，不宜进行多次重复按摩，可让患者留取前列腺按摩前后的尿液进行尿常规检查对比分析。

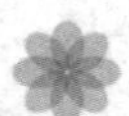 7. 前列腺炎的治疗

(1)分型治疗：目前，前列腺炎的治疗可谓是五花八门，名目繁多，有的方法甚至是无效和有害的。规范的前列腺炎治疗，应该是应用科学的诊查手段，将前列腺炎进行分型，根据不同的分型采取相应的治疗方案。Ⅰ型急性细菌性前列腺炎需要应用足量广谱抗生素治疗。Ⅱ型慢性细菌性前列腺炎，需要应用较长疗程的有效的抗生素，但是疗程不一样。Ⅲ型慢性前列腺炎，如果尿液和前列腺液检查中发现有白细胞就是这一类型中的A型(炎症型)，治疗至少

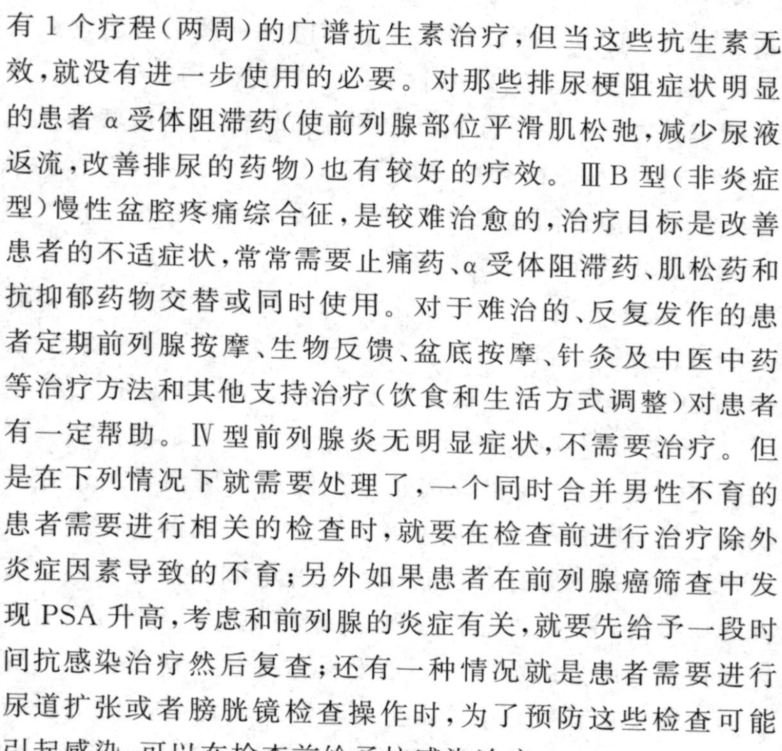

有 1 个疗程（两周）的广谱抗生素治疗，但当这些抗生素无效，就没有进一步使用的必要。对那些排尿梗阻症状明显的患者 α 受体阻滞药（使前列腺部位平滑肌松弛，减少尿液返流，改善排尿的药物）也有较好的疗效。ⅢB 型（非炎症型）慢性盆腔疼痛综合征，是较难治愈的，治疗目标是改善患者的不适症状，常常需要止痛药、α 受体阻滞药、肌松药和抗抑郁药物交替或同时使用。对于难治的、反复发作的患者定期前列腺按摩、生物反馈、盆底按摩、针灸及中医中药等治疗方法和其他支持治疗（饮食和生活方式调整）对患者有一定帮助。Ⅳ型前列腺炎无明显症状，不需要治疗。但是在下列情况下就需要处理了，一个同时合并男性不育的患者需要进行相关的检查时，就要在检查前进行治疗除外炎症因素导致的不育；另外如果患者在前列腺癌筛查中发现 PSA 升高，考虑和前列腺的炎症有关，就要先给予一段时间抗感染治疗然后复查；还有一种情况就是患者需要进行尿道扩张或者膀胱镜检查操作时，为了预防这些检查可能引起感染，可以在检查前给予抗感染治疗。

（2）前列腺按摩排出前列腺液：前列腺按摩不但可以按摩出前列腺液进行检查帮助诊断而且是慢性前列腺炎传统的治疗方法之一。前列腺按摩方法就是通过定期对前列腺按摩，促进前列腺腺管腔内前列腺液的排空，排出炎症物质，达到解除前列腺分泌物淤积，改善局部血液循环，促进炎症吸收水肿消退的方法。同时也可以增加局部的治疗药物的浓度，进而缓解患者的症状，联合其他治疗方法可有效缩短病程。推荐作为慢性前列腺炎/慢性骨盆疼痛综合征（Ⅲ型前列腺炎）的辅助疗法。一般每周进行 2～3 次前列腺按摩,4～6 周为 1 个疗程。最好到医院由医师进行前列腺按摩操作,在接受按摩的时候要保持放松、均匀呼吸,这样会减轻按摩时的不适症状。前列腺按摩方法是医师戴上手套,通过肛门按摩前列腺,时间很短(1～2 分钟),没有必要紧张。对于急性前列腺炎患者或者慢性前列腺炎急性发作的患者禁止使用前列腺按摩。

(3)前列腺炎的生物反馈治疗:生物反馈治疗方法是将人们平常意识不到的身体生物信号,如肌电、脑电、皮温、心率、血压等转换成可以被人察觉到的信号,如视觉、听觉信号,让患者根据这些信号,学会在一定范围内通过意识调控内脏器官的活动,纠正偏离正常范围的内脏活动的治疗和训练方法。慢性前列腺炎患者存在盆底肌肉的协同失调或尿道外括约肌的紧张。生物反馈合并电刺激治疗可使患者盆底肌松弛,并使之趋于协调,同时松弛外括约肌,从而缓解慢性前列腺炎的会阴部不适及排尿症状。初次行前列腺炎的生物反馈治疗时,医师会示范性地将患者肛门电极与仪器连接,讲解生物反馈疗法的机制和操作要领,指导患者进行盆底肌肉收缩和舒张练习,患者可根据屏幕上显示的反馈信息,清楚地看到自己盆底肌收缩和舒张的情况,并根据系统的指引,逐步学会掌握正确的盆底肌收缩和舒张动作。并将获得的体验应用于日常生活中进行练习。生物反馈疗法是一种新兴的生物行为治疗方法,近年来逐渐应用于慢性前列腺炎/慢性骨盆疼痛综合征患者的治疗,协同肌肉收缩,松弛盆底紧张,取得了一些临床效果。

(4)精神心理治疗:对于某些久治不愈,病期较长、伴随焦虑症状的患者,接受精神心理治疗是一种很好的选择。

这是因为，通过对前列腺炎的研究和重新认识，对非炎症型即慢性盆腔疼痛综合征患者临床提出了 UPOINT 分类方法，U（Urinary）指的是泌尿系统症状；P（Psychosocial）指的是社会心理症状，患者常伴抑郁、焦虑、感觉无助、无希望等；O（Organ specific）器官[前列腺和（或）膀胱]特异症状；I（Infection）指除外Ⅰ型和Ⅱ型前列腺炎的感染症状；N（Neurological systemic）神经系统或全身症状，腹部和盆腔外的疼痛，如肠易激综合征、纤维肌痛、慢性疲劳综合征等；T（Tenderness）骨骼肌触痛症状。依据此分类系统，所有慢性前列腺炎/慢性骨盆疼痛综合征患者均可归入 UPOINT 系统中的一个或者几个亚型，每个亚型都有大量循证医学证据所支持的治疗方案，也就是说这些方案是经过大量的临床应用实践证明有效的，根据该系统制订的个体化综合疗法能显著改善临床症状。因此，对于合并 P（Psychosocial）抑郁、焦虑等社会心理症状患者，治疗前列腺炎的同时，在精神心理科医科指导下进行治疗是十分必要的。抗抑郁药及抗焦虑药物的治疗，不但可以改善患者的精神心理症状，还可以缓解排尿异常与疼痛不适等身体症状。同时，精神科医师对这些药物的不良反应和适应证更熟悉，有些药物也只有精神科医师才能开具处方。因此，对于合并有精神心理症状的患者，精神科医师的专业治疗可以达到事半功倍的效果。

(5)慢性前列腺炎手术治疗适应证：有些患者长期受慢性前列腺炎的折磨，便想着切掉前列腺就能缓解症状了。这种想法是错误的，因为慢性前列腺炎患者症状多样且复杂多变，引起症状的原因有感染、尿液反流、精神紧张、骨盆

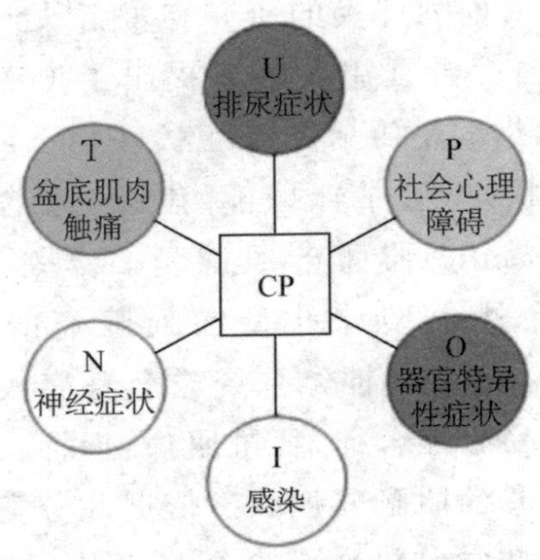

慢性前列腺炎 UPOINT 分类

血管病变等复杂因素，如果只是行前列腺切除手术并不一定能达到治疗效果，况且手术会对患者带来创伤，手术也可能会出现一些并发症。只有在对于一些慢性前列腺炎患者，经过较长时间的正规综合治疗效果不好，有明显的排尿困难症状，通过尿动力学检查明确提示有排尿梗阻，考虑可能合并膀胱颈狭窄或尿道狭窄患者，可以考虑选择经尿道行狭窄、膀胱颈切开的微创手术，以减轻排尿梗阻症状，减少前列腺尿道压力增高所致尿液前列腺反流。外科手术仅仅作为其他治疗均无效后，才采取或考虑的手段，况且手术后骨盆疼痛的症状也不一定会明显改善。

(6)慢性前列腺炎难治愈的原因：①前列腺表面有一层脂肪性质的包膜，大多数抗菌药物不是脂溶性的，难以透过脂质包膜进入腺体，使前列腺内达不到有效抑制细菌的药物浓度。②前列腺位置较深，分泌物要经过前列腺导管排

入尿道，有些前列腺管与尿道呈直角或斜行进入尿道，这样的角度不利于分泌物的排出。尤其在发生感染时，更容易造成腺管堵塞、引流不畅而导致炎症不易消退。③慢性前列腺炎常与精囊炎、尿道炎、膀胱炎等同时存在，互为因果，加重症状。④慢性前列腺炎好发于中青年男性，这一年龄段正是性生活的频繁期，性冲动可引起前列腺的反复充血，过频的性生活也容易引起细菌重复感染。⑤慢性前列腺炎患者"有病乱投医"，大多患者往往实施过多种治疗方法，如多种抗生素的滥用、各种理疗方法甚至前列腺内药物注射等。抗生素治疗不系统可使细菌产生耐药性，盲目的前列腺内药物注射及热疗可使腺体组织硬化并形成瘢痕，不利于炎症引流。⑥慢性前列腺炎患者多伴有不同程度的精神紧张及焦虑症状，容易将临床症状放大，陷入深深的忧虑之中，最后导致的精神症状已经和原来的慢性前列腺炎关系不太大了。

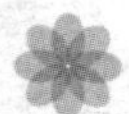

8. 人们对前列腺炎认识的误区

慢性前列腺炎久治不愈，加之一些错误的信息来源，容易使患者陷入认识误区。

(1)前列腺炎会引起前列腺增生甚或癌变：目前研究未发现两者存在必然的联系，也没有证据表明前列腺炎会导致前列腺癌变。

(2)前列腺炎会导致性功能障碍：前列腺炎不会直接造成性功能障碍，包括性欲减退、勃起功能障碍和早泄等。临床上，部分前列腺炎患者确实出现了性功能障碍的症状，这主要和患者的过度焦虑、抑郁等有直接关系。

(3)前列腺炎都有传染性:绝大多数慢性前列腺炎(95%以上)是查不出致病菌或者是无菌性的,日常生活不具有传染性,包括性交也不会传染。

(4)前列腺炎会影响生育能力:大多数慢性前列腺炎患者的生育能力是正常的,甚至是有些症状很重的患者仍能正常生育。诸多临床研究结果已经证实,慢性前列腺炎不会对患者睾丸内精子产生和成熟带来明显影响,部分细菌性前列腺炎患者可有精液参数异常,如精液的液化时间延长等。另外,前列腺炎合并输精管炎的患者有输精管狭窄的可能。

(5)前列腺炎患者都需要治疗:慢性前列腺炎是一种相当常见但不威胁生命的疾病,部分患者可自行缓解,并非所有的患者都需要治疗。治疗上应到正规的医院,遵从医嘱,按时复诊。

9. 预防前列腺炎

《黄帝内经》说“上医治未病,中医治欲病,下医治已病”,强调了疾病预防的重要性。

预防前列腺炎应该注意以下几个方面:检查包皮是否过长,包皮过长者应及早行包皮环切术,防止细菌藏匿于包皮并经尿道口进入前列腺部位引起感染;应及时治疗身体其他部位感染,防止这些感染部位的细菌从血液循环进入前列腺;提倡规律的性生活,性生活过频可引起前列腺充血肿胀,过少可致前列腺液淤积;养成及时排尿的习惯,憋尿排尿时容易使尿液反流进入前列腺,引起前列腺化学性炎症;不久坐和长时间骑自行车,以免盆底和前列腺部位肌肉

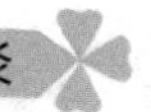

紧张，导致前列腺充血；加强性格修养，心胸豁达，乐观向上；养成良好的生活习惯，戒酒、忌食辛辣刺激食物，多饮水、不吸烟；洁身自好，坚持正确的性观念和性行为；注意保暖，加强体育锻炼，提高机体抵抗力。

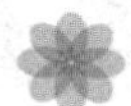

10. 前列腺炎患者的饮食保健

(1)清淡饮食，不吃辛辣刺激食物，以免引起前列腺充血。少饮咖啡，少食柑橘，橘汁等酸性强的食品，并少食白糖及精制面粉，禁吃辛辣刺激食物，如大葱、生蒜、辣椒、胡椒等刺激性食物以免引起前列腺血管扩张和器官充血。另外，少食狗肉、羊肉等肉类及海鲜等。尽量少吃高脂肪饮食，高脂肪饮食对控制体重、高血压、糖尿病不利，同样对慢性前列腺炎症状的缓解也不利。

(2)酒是一种有血管扩张作用的饮品，即使少量的酒精饮品也是对身体不利的。酒精可以引起内脏器官充血，前列腺当然也不例外。由于一些青壮年人有长期饮酒甚至酗酒的习惯，若患前列腺炎就不容易治愈，或者即使治愈也非常容易复发。吸烟对身体健康有害，香烟中的烟碱、焦油、亚硝胺类、一氧化碳等有毒物质，不但可以直接毒害前列腺组织，而且还能干扰支配血管的神经功能，影响前列腺的血液循环，也可以加重前列腺的充血。

(3)前列腺炎患者饮食应以清淡而又富于营养的食物为主。肉类可吃牛肉、鸡肉、猪肉、鸭肉、兔肉。多食新鲜水果，蔬菜，粗粮及大豆制品，可喝牛奶、蜂蜜等，多吃青菜，梨、苹果、西瓜、马蹄(荸荠)、柚子等，以保持大便的通畅。

(4)由于微量元素可以增加前列腺的抗炎和抗癌作用，

因此常食用含锌丰富的食物，如南瓜子仁、花生仁、杏仁和芝麻等，对防治前列腺疾病可能有一定效果。

（5）多饮水，建议每天喝2000毫升以上白开水、不能因尿频而减少饮水量，多饮水可稀释尿液。

（6）绿豆煮烂成粥，放凉后任意食用，清热解毒利尿的功效，对前列腺炎的治疗有很好的辅助效果，前列腺炎患者可以适量多喝。

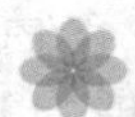

11. 正确认识前列腺钙化

门诊经常有患者拿着B超或CT报告单，精神紧张，“大夫，我的前列腺钙化怎么办？严重不？”。朋友中也经常有咨询此类问题。其实，影像检查发现前列腺钙化很常见。钙化灶是X线或者B超、CT等影像学检查检测到的前列腺内的钙质沉积。我们知道，前列腺内部就像女性的乳腺一样里面充满前列腺小管，前列腺小管内充满着前列腺液。当前列腺小管和腺泡发生扩张或前列腺液淤积时，可以造成脱落的上皮细胞与前列腺液聚集在一起，钙盐沉积就会逐渐形成前列腺的钙化。尿液反流进入前列腺所导致的化学性前列腺炎更容易引起前列腺钙化形成。前列腺钙化发病起始于青壮年男性，可能与慢性前列腺炎、前列腺液潴留、前列腺经常处于充血状态、前列腺导管狭窄梗阻、钙磷代谢紊乱等因素有关。但绝大多数影像检查发现的前列腺钙化患者并无明显临床症状，一般无须进行治疗，也不会对人体造成危害。

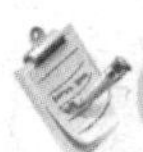

健康小贴士

前列腺炎的正确分型和针对性的治疗是关键。急性前列腺炎症状发病急，患者也往往能够重视，在正规医院接受系统治疗一般会很快痊愈。而占绝大多数慢性前列腺炎往往并不是由细菌感染引起的，由于症状容易反复，加上一些错误的宣传使患者进入了慢性前列腺炎的认识误区，进而产生精神症状，不信任医师，多方奔波求医，造成巨大的心理和经济负担。因此，正确认识慢性前列腺炎，跳出误区，积极和医师沟通非常关键。慢性前列腺炎非常常见，不会对身体造成大的危害。慢性前列腺炎和我们平时的头痛脑热一样，你放松了，注意力不要老放在它上面，你就觉得轻松了，症状也不会那么重了。有很多慢性前列腺炎的患者经过医师开导以后，注意饮食和精神的调控，不需要特殊治疗，慢慢也会治愈。

八、前列腺增生

人老体衰排尿慢，主要原因前列腺。
增生导致出口堵，夜间频频厕所走。
尿频尿急出门少，社交活动添困扰。
早治防止继发病，药物手术效果好。

前列腺增生也叫前列腺肥大，但有了增生和肥大并不一定会出现排尿不好的症状，也不一定需要治疗。我们把引起排尿症状的前列腺增生称为良性前列腺增生症，这是引起中老年男性排尿障碍原因中最为常见的一种良性疾病，也就是老年男性大部分的排尿困难是由前列腺增生症引起的。如何诊断良性前列腺增生症呢？良性前列腺增生症包含了从组织学→形态学→症状学→尿动力学四个方面的改变。我们把前列腺增生组织切成病理切片后，在显微镜下可以看到间质和前列腺上皮细胞均明显增生，细胞数量增多体积增大，这是组织学的改变；组织学上的增生会带来前列腺形态上的变化，导致前列腺体积增大；前列腺体积增大压迫尿道，患者出现尿频和排尿困难的储尿期和排尿期症状；我们对有排尿症状的前列腺增生患者进行尿动力生检查往往会发现排尿时有膀胱出口部位梗阻。下图红蓝绿三个相交的圆代表了增生、症状和梗阻之间的复杂关系，并不是所有组织学上有前列腺增生的人都会出现排尿困难、尿频等症状，当然了，排尿困难症状也不全是前列腺增生所导致，如年龄大引起的膀胱老化，糖尿病引起的膀胱收缩差都会引起排尿困难。

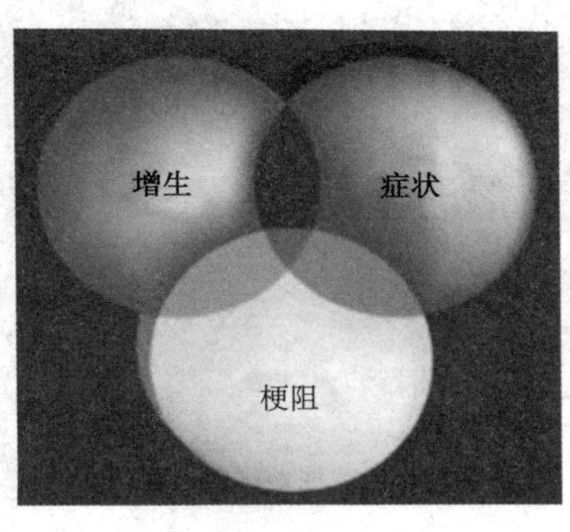

增生、症状和梗阻的关系

 1. 中老年人前列腺增生的原因

在男性的一生中，前列腺的发育和人体的发育并不完全一致，自出生后到青春期前，前列腺的发育生长缓慢，腺体组织不发达，主要由平滑肌及结缔组织构成。进入青春期后，前列腺特别是腺体组织生长速度加快，至 24 岁左右发育至顶峰，然后进入平台期（维持在正常大小不再发育）。男性进入 50 岁以后，各个器官的生长逐渐进入衰老萎缩的

过程，但前列腺却随着年龄的增大，体积越来越大。

尽管科学家们对前列腺增生症病因学的研究历史已将近80年，然而到目前为止，发病机制尚未完全阐明。大多数学者认为中老年男性体内性激素平衡失调是主要原因。

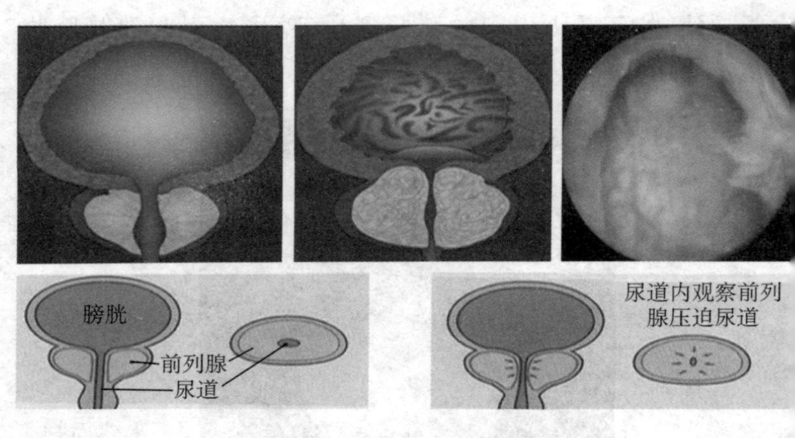

前列腺增生尿路梗阻示意图

可以说，前列腺增生是一个典型的年龄相关疾病，就像人们随着年龄的增大，头发变白，眼睛变花，各器官功能衰退一样。只不过，前列腺增生对男性排尿引起的影响更容易让我们关注。

人体随着年龄的增加，尤其到45岁以后，睾丸功能下降，下丘脑、垂体功能的减退，导致体内雄激素水平明显下降，而此时男性体内的雌激素水平却保持着恒定，由此导致血清中和前列腺组织中雌雄激素的比例失调，打破了前列腺细胞的生长和死亡之间的平衡，前列腺细胞的过度生长导致前列腺增生。

睾丸分泌的雄激素是调控前列腺生长，维持其结构及功能完整的最重要激素。前列腺在雄激素调控下可产生不同的生长因子，有的因子促进前列腺细胞增殖，有的因子使前列腺细胞死亡。人体内的雄激素主要是睾酮，经过血液循环进入前列腺细胞，在前列腺内催化剂酶的作用下转变为双氢睾酮。前列腺组织中雄激素90%为双氢睾酮，相对于睾酮，双氢睾酮的作用能力和生物活性更强。而且，睾酮和双氢睾酮对人体的作用和功能不同，睾酮主要作用于前列腺外是促进睾丸产生精子和男性肌肉发育强壮，而双氢睾酮主要作用的器官是前列腺。男性进入45岁以后，外貌开始衰老、体质开始下降、性欲开始衰退，这主要是一方面男性体内的睾酮减少，另一方面睾酮作用的器官（如肌肉、内分泌、神经系统）对睾酮反应迟钝，两者因素加起来，就造成了男性机体和功能的上述改变。而前列腺这个器官和其他器官不同，终身都保持着对雄激素的敏感反应，前列腺内双氢睾酮的活性又是那么强大，不但促进了前列腺正常生长发育而且在其他器官衰老时也会引起前列腺的病态增生。也就是我们常说的“逆生长”。

当然，前列腺增生机制很复杂，除了前面提到的雄激素下降和雌雄激素比例失衡的原因外，目前研究认为和激素-内分泌、生长因子、上皮间质细胞相互作用、细胞凋亡与基因调控等因素有一定的关系。而且，作为一个多病因的疾病，以上任何一种因素都不可能独立解释前列腺增生的发病机制。医学家们正在通过对外因和内因对前列腺增生的影响进行大量的研究工作，相信在不久的将来就可以全面地解答前列腺如何会增生这一问题。

 2. 前列腺增生和前列腺增生症的发病情况

前列腺增生的发病情况各地统计资料不太一致，有的是从单纯B超发现体积增大统计，有的不但体积增大同时合并排尿症状。从组织学和形态增生来看（也就是所说的前列腺增生），通常40岁以后就有发生；50岁时，40％的男性有前列腺增生；男性60－70岁时，70％有前列腺增生；80岁以上老人，83％有前列腺增生；而到了90岁以上的男性就100％有组织学的前列腺增生了。与组织形态学上的前列腺增生相类似，随着年龄的增长，出现尿频、排尿困难等症状的患者也随之增加，这部分患者称之为良性前列腺增生症。研究发现，经B超诊断前列腺增大的男性中大约50％有中度到重度的排尿障碍。同样体积的前列腺增生，亚洲人较美洲人似乎更容易出现较重的排尿困难症状。随着人均寿命的延长，我国逐步进入老龄化社会，前列腺增生症的发病率将会明显增加。

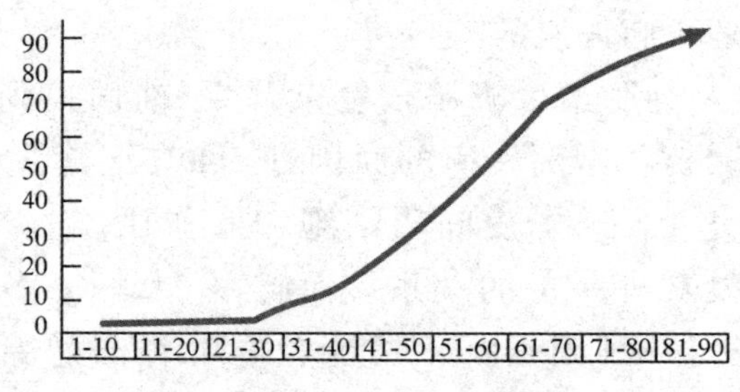

组织学良性前列腺增生发生率

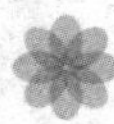 3. 前列腺增生的病理改变

前列腺就像洋葱一样是由不同的分层组成的，从里到

外可分为尿道周围腺体区、移行带、中央带和外周带。所有的前列腺增生都发生于尿道周围腺体区和移行带,也就是前列腺的中心部位。增生前列腺的主要改变为前列腺腺体组织增生、前列腺形态增大、前列腺组织中的平滑肌收缩增强。前列腺的最外边包裹着一层坚韧的包膜,该包膜限制了增生的腺体向外扩张,增生的腺体只好向尿道和膀胱膨出生长,更容易压迫尿道引起排尿梗阻。前列腺增生后,增生的结节将腺体的外周带压迫变薄形成"外科包膜",两者有明显的分界,是我们医师做良性前列腺手术时的标志。前列腺增生的手术切除的只是增生部分,达到解除梗阻改善排尿的目的,手术后仍遗留下外周带,故术后做肛门指诊或者影像学检查仍可摸到或者看到前列腺。

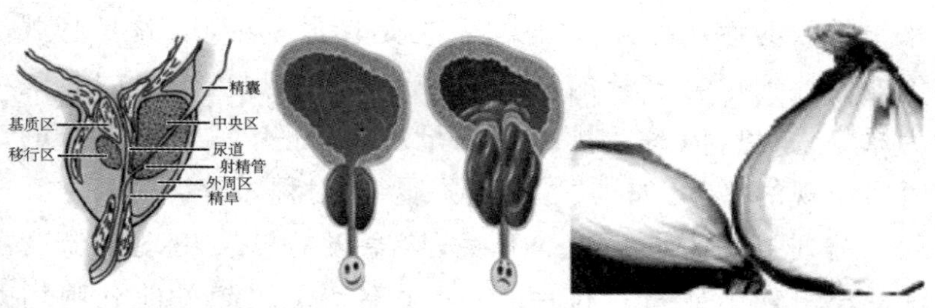

前列腺分区及增生示意图

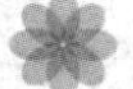 4. 前列腺增生症临床表现

在讲这个问题以前,我们先讲讲排尿的过程,人体的尿液是从肾产生的,正常人有两个肾,每分钟约有 1200ml 血液经过两肾,大约 27 分钟肾能把全身血液过滤一遍,将人体代谢产生的废料通过尿液排出,还能够把不该排出的营养物质抓回来。正常人两个肾每 24 小时产生的尿量约

1500ml。尿液经过和肾连接的两根长约 25cm 输尿管到达膀胱，储存在膀胱里。正常成人的膀胱容量为 350～500 毫升，当膀胱内的尿量蓄积到 400～500 毫升时，膀胱的神经就会传递信息给大脑，便有了尿意的产生。大脑同意排尿后，膀胱就会收缩，控制排尿的肌肉就会打开，人体就可以排尿了。当然，膀胱的可伸缩性很强，在不适合排尿的时候我们就可以憋着尿，甚至可以憋到 1000ml，但是在膀胱容量超过 500ml 后，因为膀胱壁压力过大，就会产生下腹部胀痛的感觉，憋尿越多症状越重。人体每昼夜正常产生尿量 1000～2000ml，膀胱正常容量 300～500ml，所以正常成人每天的排尿次数为 4～7 次，夜尿 0～1 次。当然，饮水量的多少，是否运动出汗，都会对排尿次数和尿量的变化带来影响。总体来说排尿的症状可分为两类：一类是储尿期症状，就是膀胱不能储存到正常容量的尿液量(300～500ml)，主要的表现为尿频、尿急，但每次排出的尿量减少；还有一类是排尿的时候出现的症状，如排尿等待、尿线细、射程短等。

前列腺就像水龙头的开关，堵塞以后就会出现水流变细甚至出现不能自行排尿，发生尿潴留。尿频是前列腺增生病人最早出现的症状，上厕所次数增多，但每次排尿量比正常量减少称为尿频，主要是因为增生的前列腺充血刺激膀胱所引起。有的患者夜间症状较明显，称之夜尿次数增多。正常人每晚排尿 0～1 次，睡眠后排尿＞2 次就是夜尿次数增多了。

随着年龄的增长，排尿困难的症状越来越明显，称之为进行性排尿困难，这是前列腺增生最重要的症状，主要是由于随着年龄而增生的前列腺压迫尿道导致梗阻。轻度梗阻时，排尿迟缓，尿线变细，排尿滴沥不净。随着腺体增大，机械性梗阻加重，尿道阻力增加，患者排尿时要等待，排尿时间延长，尿线细而无力，射程不远打湿脚面，排尿分叉，有排尿不尽感觉。患者常常需要增加腹压以帮助排尿。梗阻进一步加重，排尿时不能排尽膀胱内全部尿液，出现膀胱残余尿、尿潴留，当膀胱内尿液压力非常高时尿液不受控制排出（充盈性尿失禁）。

前列腺增生本来症状不明显的患者会因气候变化、饮酒、劳累等因素使前列腺充血水肿而加重上述症状，也可突发急性尿潴留。

5. 前列腺增生症对社交和生活质量的影响

不同程度的前列腺增生症对患者的生活质量有不同的影响。相关调查显示，27.1％的前列腺增生症患者因为晚上频繁上厕所，严重影响睡眠，影响睡眠那么就会影响患者第二天的工作和精神状态。也有科研结果证实，尿频影响休息的同时，对心脏、血压也有影响，容易引起心肌梗死或

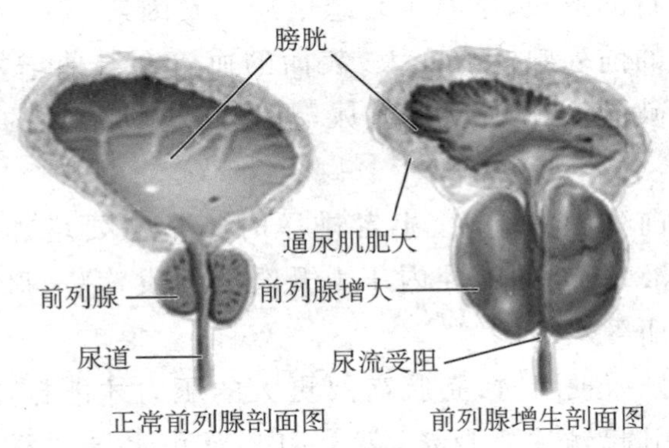

正常前列腺剖面图　　前列腺增生剖面图

脑卒中。为了减少起夜的次数，有34.7％的患者睡前不敢饮水，饮水少，尿量少，就会影响体内代谢产物的排出。因为前列腺增生患者大多有尿急、尿频、憋不住尿、排尿不畅等症状，外出如果找不到厕所，很容易尿裤子，所以有32.4％的前列腺增生症患者不愿意去没有厕所的地方。上述因素必然会限制患者的社会活动范围，影响老年人的外出旅游和社交活动，同时对老年人的精神面貌和情绪产生影响。

由于前列腺增生后出现排尿困难、残余尿及尿潴留等，膀胱内的残余尿为细菌繁殖提供了良好的环境，常常会引起泌尿系感染，出现尿急、尿频、尿痛等症状，并加重排尿困难症状。感染沿着输尿管逆行到达肾继发上尿路感染时，会出现发热、腰痛及全身中毒症状。可能损害肾功能，导致肾功能不全甚至尿毒症。

下尿路梗阻，特别在有残余尿时，尿液在膀胱内停留时间延长，可逐渐形成膀胱结石。伴发膀胱结石时，可出现尿线中断，排尿末疼痛，改变体位后方可排尿等表现。感染可以促进结石的形成，结石也是感染的诱发因素。

增生的前列腺体积变大、表面的血管会纡曲增粗变脆，这些血管破裂会出现反复血尿，是老年男性常见的血尿原因之一。

由于前列腺的堵塞，患者排尿时经常需要增加腹压用力排出尿液，长期的腹腔内压力升高会引发痔疮、肛门脱垂及腹股沟疝等疾病。

由于排尿梗阻时，膀胱需要更大的压力才能排出尿液，就可能会引起输尿管反流，就会引起肾积水导致肾功能破坏，患者就诊时的主诉常为食欲缺乏、贫血、血压升高，或嗜睡和意识迟钝。因此，对男性老年人出现不明原因的肾功能不全症状，应首先排除前列腺增生症。

 6. 前列腺增生症的诊断

我们所说的良性前列腺增生包含了前列腺体积增大和排尿障碍两个方面，诊断的关键是确定排尿问题是否由前列腺增生引起，排除其他引起排尿障碍的疾病。对于绝大多数的患者，医师通过详细的询问病史、体格检查和尿液分析即可明确诊断。有时为了进一步排除其他疾病、明确疾病的严重程度、指导治疗，就需要进一步检查。

病史的询问包含了排尿症状和国际前列腺症状评分，以及有无神经系统病史、糖尿病史和盆腔手术史等。肛门指诊检查可以了解前列腺大小和质地，如果发现较硬结节，应怀疑前列腺癌。肛门括约肌松弛、收缩力减弱者应进行神经系统检查。尿沉渣的显微镜检查和尿液的细菌培养可以筛查有无血尿和泌尿系感染。血清前列腺特异性抗原(PSA)测定不但可用来筛查前列腺癌，而且可预测前列腺增生的病程进展。

尿流率检查是一个无创伤、无痛苦的检查方法，在检查前先使膀胱憋尿(150～200ml 为佳)，然后把所有的尿液排入漏斗里，排尿时要放松，腹部不要用力、不能晃动或用手挤压尿道。电磁感应记录仪就可以记录下每秒排出的最大尿量(最大尿流率)，排尿时间和排出的尿量。如果患者症状明显而尿流率正常，提示这些症状极可能是由非前列腺因素引起的。最大尿流率较低，＜10ml/s，高度提示存在尿

路梗阻。B超检查不但能测量前列腺体积的大小和有无结节,还可以测量排尿后的残余尿量。

如果上述检查还不能明确诊断,就需要进一步行尿动力学检查或者膀胱尿道镜检查。这些检查会给患者带来不适和轻度的损伤,检查前医师会和患者讲清楚检查的目的、过程和影响因素,征得患者的同意(知情同意)。

7. 评估前列腺增生症状的严重程度

目前,有多种方法对前列腺增生症状的严重程度进行评估,以帮助确定治疗方案。前列腺增生患者基本上都要接受经肛门前列腺指诊、血清前列腺特异抗原(PSA)检测、尿流率和泌尿系超声等检查。医师还会花点时间要求患者填写国际前列腺症状评分表(IPSS),对于病情复杂的患者需要选择尿动力学检查及膀胱镜检查等专科检查。综合这些检查结果,医师就可以明确诊断并给出治疗方案。国际前列腺症状评分(IPSS评分)及生活质量评分(QOL)是由美国泌尿外科学会(AUA)制订的前列腺增生症状评估方法,已推广作为世界良性前列腺增生症患者诊断及治疗效果评判的量化指标。这个评分表就是让患者回忆自己过去一个月内的排尿情况,根据自己的排尿情况回答7个问题,每个问题根据出现的频率和严重程度分0~5分6个评分段,出现症状的频率选择打分,如第二个问题问你是否经常有尿不尽感,如果没有就给自己打0分,如果5次中少于1次有尿不尽感就打1分,依次类推,如果5次中每次都有尿不尽感就打5分。将表格中的7个问题答案的分数相加得到IPSS总分,总分的范围是0~35分,越高说明症状越重。根据

总分我们就可以判断症状的严重程度了:轻度症状为总分1～7分,中度症状为总分8～19分,重度症状为总分20～35分。患者可在就诊前用此表进行自评,以便与医师进行交流。

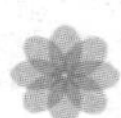

8. 前列腺增生症的治疗

前列腺增生的治疗方法主要包括观察等待、药物治疗和外科手术等。治疗方法的选择主要根据患者的排尿症状及对生活质量的影响程度,并考虑患者的愿望和身体的耐受情况。对于相对年轻且症状轻微第一次来就诊的患者,可以选择观察等待,但要注意了解前列腺增生的健康科普知识,注意不断改善生活方式,定期到医院进行随访,判断症状有没有变化。中度症状(国际前列腺症状评分8～19分)的患者考虑药物治疗。如果经过3～6个月规范的药物治疗以后,患者排尿困难的症状改善不明显,或者症状加重甚至出现尿潴留,就需要考虑手术治疗了。

(1)观察等待治疗:观察等待不是被动地等待,也不是对患者置之不理,而是包括了健康教育、生活方式指导、定期的随访等内容。接受观察等待的患者应了解前列腺增生的疾病相关知识,在夜间和出席公众社交场合时适当限制饮水以缓解尿频症状,但每日水的摄入不应少于1500ml。酒精和咖啡类饮品具有利尿和刺激作用,可以引起尿量增多、尿频、尿急等症状,因此应限制酒精类和咖啡类饮料的摄入。鼓励患者适当憋尿,以增加膀胱容量和延长排尿间隔。对于合并其他的疾病需要药物治疗时,应了解这些药物对膀胱逼尿肌收缩和前列腺的影响,必要时在泌尿专科医师的指导下进行药物或者用量调整。随访是接受观察等待患者的重要临床过程，应每年到医院进行一次随访。患者来医院随访的目的主要是了解患者的病情发展状况，有没有引起并发症，并结合患者的愿望由医师决定是否需要转变为药物治疗或外科手术治疗。

(2)药物治疗：治疗前列腺增生的药物包括三大类。一类是α受体阻滞药，通过阻断分布在前列腺和膀胱颈部平滑肌表面的α受体，使神经系统发出的让肌肉收缩的命令不能到达这些肌肉，使这些平滑肌松弛，前列腺尿道松弛，达到缓解梗阻的作用。这类药物起效较快，服药后几个小时就会发挥作用。不良反应是可以降低血压，尤其是体位性低血压。因此，我们建议第一次用药时剂量减少一半，最好晚上临睡前服用。第二类是5-α还原酶抑制药，雄激素是调控前列腺生长最重要的激素之一，前列腺终身保持对雄激素的反应性。雄激素要经过5-α还原酶的作用，转化为双氢睾酮后方能在前列腺内发挥更大的作用，促进前列腺增生。该类药物通过抑制前列腺内的5-α还原酶而阻止睾酮向双氢睾酮的转变，降低前列腺内双氢睾酮的含量，达到缩小前列腺体积，改善排尿的目的。该类药物起效需要的时间长，一般需服药3个月左右才能见效，最佳效果往往在用药6个月左右才出现。第三类是植物和中药制剂，可以减轻前列腺水肿。根据患者的具体情况，三类药物可以单独或联合使用。

(3)手术治疗：重度前列腺增生症患者或下尿路症状已明显影响生活质量者，尤其是经过正规的药物治疗效果不佳或者因各种原因不能进行药物治疗(对不良反应较明显)

或者拒绝接受药物治疗的患者，可选择手术治疗。前列腺增生患者在治疗过程中当出现下列情况之一者，就要考虑手术治疗了。①反复尿潴留(出现 2 次及以上尿潴留)；②反复血尿，经 5-α 还原酶抑制药治疗无效；③反复泌尿系感染；④继发膀胱结石；⑤继发性上尿路积水或伴有肾功能损害、合并膀胱大憩室、腹股沟疝、严重的痔疮或脱肛，不解除下尿路梗阻难以达到治疗效果者。前列腺增生手术的目的主要是改善排尿、改善患者生活质量。

随着医学技术的进步，前列腺增生的手术治疗已经进入微创时代。手术方式包括了经尿道的前列腺电切、电气化、等离子切除术、激光气化、前列腺剜除等手术方式。这几种手术方式在临床上都有很好的效果，每种手术方式各有特点，医师会针对患者的具体情况和自己经验选择。

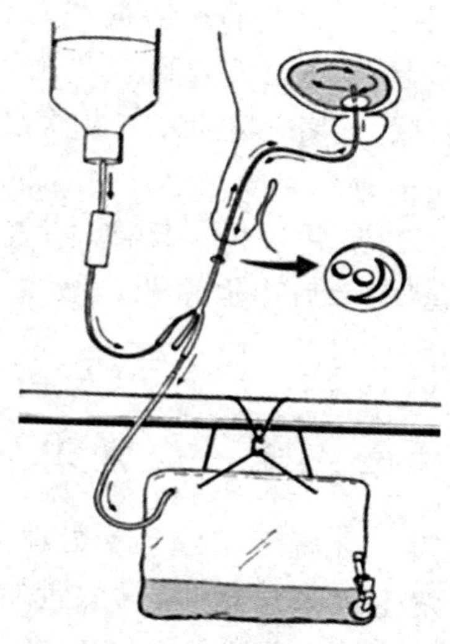

膀胱冲洗示意图

(4)前列腺微创手术后的护理:无论是何种前列腺微创手术,在术中和术后早期前列腺创面可能出现渗血,持续膀胱冲洗是解决这一问题的主要办法。在手术后的24小时内,主要注意的是膀胱冲洗的通畅。不少患者和家属常常会被冲洗出来的血水吓着,其实,1000ml的水中滴一滴血就可以出现肉眼可见的血色了,一桶血色较深的冲洗液,如果没有凝血块一般含血量并不太大。我们需要更加关注冲洗的通畅,只要保持冲洗通畅,一般术后1～2天创面出血会逐渐停止,就可停止膀胱冲洗了。前列腺电切手术后5天左右拔除尿管,剜除手术拔尿管时间可提前1～2天。刚拔除尿管后患者会有尿频、尿急症状,偶尔还会出现未到厕所就尿在裤子内的情况。不要担心,多喝水(每天1500～2000ml),一般1～2天症状就会明显减轻。手术创面完全愈合需要一个较长的过程,术后1个月左右患者应注意保持大便通畅,避免排便用力过度诱发创面痂皮破损出血。同时,对于此期间出现的轻度血尿,患者不必惊慌,多饮水一般都可以自动停止。创面的完全愈合需要3个月左右的时间,此时排尿症状的改善也能达到最好效果。目前,随着仪器设备和手术技术的提高,患者的术后出血量明显减少,冲洗时间和住院时间明显缩短。

9. 前列腺增生症一般常识

(1)前列腺增生一定需要治疗吗？男性从40岁以后,前列腺组织就开始发生组织学增生,导致前列腺体积逐渐增大。随着年龄的增长,伴随尿频、排尿困难等症状的患者也随之增加。但不是每个前列腺增大的患者都会引起排尿症

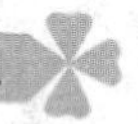

状改变，我们经常碰到体检 B 超发现前列腺增大的男性，要求进行治疗。北京市多家医院的泌尿外科医师通过对前列腺增生进行流行病学研究发现，50 岁以上前列腺增生的男性有排尿异常症状者仅为 27%。前列腺体积增大的男性，如果没有对尿道造成压迫，也没有排尿不适症状，是不需要任何治疗的。就是说前列腺体积虽然增大了，但是主要以朝外生长为主，对这个前列腺中心的尿道压迫不明显，那么引起的排尿障碍表现就不明显，所以说前列腺体积的大小和排尿症状的严重程度之间不成正比例关系。因此，在体检中发现前列腺增大而没有排尿症状的男性，不要对此过于纠结，在医师的指导下，定期到泌尿外科随诊和注意健康的生活方式就可以了。

（2）前列腺增大了，吃点药物让它缩小不是更好吗？我们的回答是：这样不好。①一个 50 多岁的男性没有排尿症状，即使现在前列腺有点大，也不代表他以后就会出现排尿症状，所以不一定需要治疗。②雄激素是调控前列腺生长最重要的激素之一，前列腺终身保持对雄激素的反应性。雄激素要经过 5-α 还原酶的作用，转化为双氢睾酮后方能在前列腺内发挥更大的作用，促进前列腺增生。5-α 还原酶抑制药通过抑制前列腺内的 5-α 还原酶而阻止睾酮向双氢睾酮的转变，降低前列腺内双氢睾酮的含量，达到缩小前列腺体积，改善排尿的目的。因为这类药物通过影响雄激素来使前列腺缩小，所以会出现一些性欲减退等不良反应，而且影响 PSA 的检测结果，所以总体来说，得不偿失！

（3）为了防止复发，是不是越晚做手术越好？由于前列腺手术只是摘除了增生的腺体组织，无论是经尿道手术还是开放手术确实都存在复发的可能。一部分老年人惧怕手术，能拖就拖；另一部分老年人为了防止复发，能扛就扛，到迫不得已的时候才考虑手术。这种观点对不对呢？我们先来了解一下前列腺增生对膀胱功能膀胱损害的三部曲。

正常的排尿需要通畅的尿路和膀胱逼尿肌正常收缩两个方面。前列腺增生后，膀胱会经过三个痛苦的改变过程，由正常膀胱到膀胱壁出现小梁再到出现膀胱憩室。前列腺增生造成了尿路阻塞，膀胱必须拼命用力收缩将尿液排出，因此膀胱的肌肉就会变得越来越粗大，在膀胱内就会出现高低间隔类似田垄的小梁。如果排尿梗阻及膀胱持续的用力状态未能解除，膀胱会由田垄间肌肉强度较弱的地方膨出产生膀胱憩室。这些改变必将影响膀胱的功能，影响膀胱收缩时的力量，反过来又加重了排尿困难。损伤严重的膀胱，即使以后接受了前列腺手术，术后的效果也要等膀胱逼尿肌功能的慢慢恢复，才会有较好的排尿表现。有的患者因为膀胱功能太差，失去了手术时机或术后达不到满意的排尿效果。另外，随着年龄的增大，老年人合并心、肺、脑等脏器疾病的可能性增加，体质也越来越差，可能单独从身体状态来说已经不能耐受手术了。因此，选择合适的手术时机是患者和医师共同面对的问题，并不是越晚越好。

(4)前列腺体积较大就需要做手术吗？前列腺增生患者的症状严重程度和前列腺的大小并不呈正比例关系，有的患者前列腺虽然增大明显，但主要朝外生长，对前列腺中心的尿道压迫并不明显，因此并不会引起明显的排尿障碍的症状，如尿等待、尿线细、排尿无力等，而有的患者虽然前列腺增大不是很大。同样，前列腺的大小也不是决定手术

与否的绝对因素，患者自身的排尿症状、对生活质量的影响和尿流率的变化对于手术与否的决定性要比前列腺大小高很多。门诊也可以见到因其他疾病来就诊的高龄患者，经检查发现前列腺已经70～80ml大小，但是排尿很通畅，夜间也不需要起床排尿，这样的患者，即便是80ml的前列腺也不需要进行手术，甚至不需要药物治疗。

(5)前列腺增生与癌变：前列腺增生不会引起癌变。前列腺增生和前列腺癌的发生细胞来源不一样，前列腺增生主要是间质细胞、平滑肌细胞或者纤维的增殖导致前列腺体积越来越大，而前列腺癌来源于前列腺导管上皮细胞。前列腺增生和前列腺癌在前列腺的发病部位不同，前列腺增生主要发生在前列腺中央区域的移行带(即前列腺靠近尿道的中心区域)，而前列腺癌则主要发生在前列腺的外周带。因为前列腺癌的早期往往只有和前列腺增生类似的排尿症状，因此前列腺增生就诊的患者，要进行相关检查，排除前列腺癌的可能。

(6)前列腺增生症的养生保健：前列腺增生患者在日常生活中应该注意自我保健，加强身体锻炼，预防感冒，积极治疗身体其他部位的感染，提高机体抗病力。特别应注意以下几个方面：①限制饮酒，避免食用辛辣刺激性食物。因为这些饮食会在增生的前列腺基础上，引起前列腺充血水肿，加重排尿困难症状，甚至诱发急性尿潴留。饮食应以平淡、易消化者为佳，多吃蔬菜瓜果。节制食用高胆固醇的食物，因为高胆固醇食物对前列腺增生和前列腺癌的预防均不利。②适量运动，不宜久坐。长时间骑马、骑自行车和久坐，会使骨盆的肌肉处于紧张状态，容易引起前列腺局部充血肿胀，办公室工作人员和出租车司机师傅最好每隔 1～2 小时应站起来活动一会儿，以减轻前列腺充血。③注意下半身保暖。运动后不坐凉的座椅，可通过热水坐浴来改善前列腺局部血液循环，每日睡前温水坐浴，每次 30 分钟。④前列腺增生患者要适量饮水。饮水过少不但会引起脱水，也不利排尿对尿路的冲洗作用，还易导致尿液浓缩形成结石和泌尿系感染。故除夜间适当减少饮水，以免睡后膀胱过度充盈外，白天应适量多饮水，饮水量建议 1500～2000 毫升。⑤前列腺增生患者不可憋尿。由于憋尿会造成膀胱过度充盈，过度充盈的膀胱就像橡皮筋过度拉长会失去弹性一样，膀胱收缩排尿的压力就会减弱，容易发生排尿困难，甚至出现急性尿潴留。⑥预防和治疗便秘。肠道的通畅有利于排尿的顺畅。⑦若因其他疾病治疗需服用镇痛、解痉类等药物，应向医师告知您的病情。因为这类药物有可能抑制膀胱逼尿肌的收缩能力，加重排尿困难。

(7)除了前列腺增生，还有哪些疾病影响排尿？能引起排尿障碍的疾病很多。总的来说，从尿道口到膀胱的每一处的病变都有可能引起排尿障碍，如包皮过长、包茎、尿道狭窄、前列腺及膀胱疾病等。医师会根据患者年龄、发病情况及排尿情况进行诊断或者鉴别诊断。常见的疾病有：①膀胱颈挛缩。该疾病的患病年龄相对较轻，一般继发于膀胱的炎症病变，但患者的前列腺并不大，膀胱镜检查时可见膀胱颈部明显抬高，可试用 α 受体阻滞药治疗。症状严重，反复尿路感染，或者尿流动力学检查提示膀胱出口梗阻时，可考虑行经尿道电切手术。②神经原性膀胱、膀胱老化、逼尿肌协同失调。这类患者膀胱逼尿肌收缩的能力明

显减弱或者缺失，如果进行前列腺手术的话，术后的效果就会大打折扣。③前列腺癌。患者因合并前列腺增生或者肿瘤直接压迫尿道，也可以引起排尿困难，血清前列腺特异性抗原(PSA)是目前筛查前列腺癌的主要手段，50 岁以上男性每年抽血做一次 PSA 检查。④境遇性排尿困难。就是不同的环境可能影响排尿，如在风景区排队上厕所，旁边有人就排不出尿来，等旁边人走了，心情放松了就能排出来了。这种情况需要反复的心理暗示，克服紧张心理，视旁边人如无物，一般症状都会改善。不要因此背上心理负担，更不要因此影响旅游或者外出。

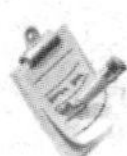

健康小贴士

前列腺增生症是中老年男性的常见疾病，严重影响生活质量。前列腺增生症和前列腺增生、前列腺体积增大是不同概念，并不是所有前列腺增大都需要治疗，也不是前列腺体积越大越需要手术。前列腺增生症的观察等待是一种治疗方法，需要患者保持健康生活方式，定期复查，并不是对患者置之不理，发现症状进展及早进入下一步治疗。前列腺增生症手术后前列腺外周带还存在，有患前列腺癌的风险。前列腺增生不会引起癌变，但有的老年男性增生和癌同时存在，一定要做好筛查。注意日常生活中前列腺健康保健有利于改善症状。

九、前列腺癌

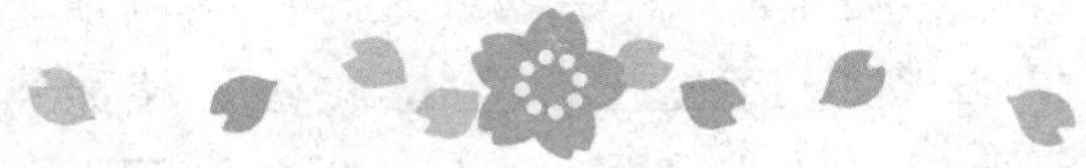

老年男性已常见，高脂饮食和遗传。
症状隐匿易混淆，瘤标筛查很重要。
穿刺活检明诊断，医患沟通选方案。
等待观察根治术，激素阻断和放疗。

前列腺癌是发生于男性前列腺组织的恶性肿瘤，由前列腺腺泡上皮细胞的恶性生长所致。前列腺癌根据组织来源不同分为腺癌（腺泡腺癌）、神经内分泌癌、小细胞癌等。其中前列腺腺癌占95%以上。前列腺腺癌同人体的其他肿瘤相比属于恶性程度低、治疗效果好、对寿命影响小的肿瘤。前列腺腺癌癌细胞的扩散遵循一定的顺序：一般是由前列腺内到侵犯前列腺包膜，肿瘤突破前列腺包膜侵犯精囊腺和邻近区域淋巴结，最后侵犯骨骼和其他脏器。有时转移是跳跃式的，并不完全遵循上述规律，有可能在淋巴转移前就出现了骨转移。前列腺的神经内分泌癌或小细胞未分化癌较少见，这类肿瘤一般恶性程度高，较早出现转移和播散，因其血液中前列腺特异性抗原（PSA）正常导致筛查困难，目前的治疗方法效果不好。另外还有其他较少见的如

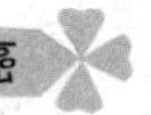

横纹肌肉瘤、平滑肌肉瘤、恶性间质瘤等类型。早期前列腺癌通常没有症状，肿瘤侵犯或阻塞尿道、膀胱颈时，症状表现和良性前列腺增生相似。

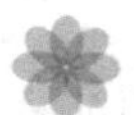

1. 前列腺癌的患病地域和种族分布

就世界范围来说，不同地理位置和不同种族前列腺癌发病率有明显的差异。加勒比海及斯堪的纳维亚地区（如古巴、墨西哥、瑞典等）前列腺癌发病率最高，中国、日本及俄罗斯发病率低。美国黑人前列腺癌发病率为全世界最高，目前在美国前列腺癌的发病率已经超过肺癌，成为第一位危害男性健康的肿瘤。亚洲前列腺癌的发病率远远低于欧美国家，但近年来上升趋势明显。前列腺癌的发病年龄在55岁前处于较低水平，55岁后逐渐升高，发病率随着年龄的增长而增长，发病的高峰年龄段是70—80岁。家族遗传型前列腺癌患者发病年龄稍早，年龄≤55岁的患者占43%。

前列腺癌的发病与遗传因素和饮食习惯有关，高脂肪饮食是前列腺癌发病的危险因素。

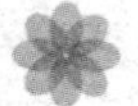

2. 有前列腺癌家族史人群发病情况

有前列腺癌家族史的男性容易患前列腺癌。前列腺癌的发生与遗传因素有关，如果家族中有前列腺癌患者，那么患此病的相对危险度和绝对危险度会增加数倍。一个直系亲属（兄弟或父亲）患有前列腺癌，其本人患前列腺癌的危险性会增加1倍。2个或2个以上直系亲属患前列腺癌，相对危险性会增至5～11倍。有前列腺癌家族史的患者比那些没有家族史的患者患病年龄提前6—7岁。

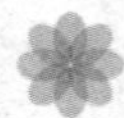 3. 前列腺癌患者越来越多的原因

随着人口老龄化及诊疗水平的提高，近年来前列腺癌的发病率有明显增加。遗传及高脂肪饮食是目前明确的前列腺癌发生的危险因素。高脂肪饮食是社会发展经济水平提高过程中的一个必经阶段，医疗检测手段的进步，有针对性的前列腺癌筛查，使发现的早期前列腺癌越来越多。前列腺癌早期无症状，当癌肿压迫前列腺尿道引起梗阻时才现排尿障碍症状，这容易和前列腺增生混淆。部分患者以转移部位症状就诊，表现为腰背痛、坐骨神经痛等，对男性原发灶不明的骨转移癌，应进行相关检查排除前列腺癌。

前列腺癌不会通过日常接触或性接触传染，所以没必要把患者隔离。但一般前列腺癌患者在疾病未根治前不宜参加献血，这点和其他肿瘤患者一样，主要是考虑血液中可能有肿瘤细胞，会引起输血种植风险。

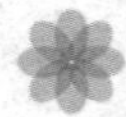 4. 前列腺炎、前列腺增生与前列腺癌

前列腺炎属于炎症范畴，与前列腺癌并无直接联系。青中年男性易患前列腺炎，而前列腺癌多见于老年男性。但许多导致前列腺炎的诱因，如饮酒和辛辣饮食都不利于前列腺癌的预防。前列腺增生和前列腺癌的发病来源不同，前列腺增生主要发生在前列腺中央区域的移行带，而前列腺癌则主要发生在前列腺的外周带。前列腺增生是不会

转变为前列腺癌，但两者可以同时存在，因此老年男性出现排尿困难症状，千万不能想当然认为是前列腺增生，一定要到正规医院除外前列腺癌。

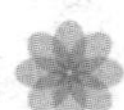

5. 前列腺癌症状

前列腺癌发病较为隐匿，生长缓慢，早期前列腺癌可无任何预兆，仅仅是进行筛查时发现血清前列腺特异性抗原(PSA)值升高。如果前列腺肿瘤进行性增大，压迫其包绕的前列腺部尿道，可出现排尿障碍，表现为尿线变细、尿无力、尿等待、尿频、尿急、排尿不尽等症状，但这些症状和前列腺增生所导致的症状并无明显区别。前列腺癌通常不伴有血尿和血精，一旦出现血尿和血精，就属于较晚期了。晚期前列腺癌可以出现疲劳、体重减轻、全身疼痛不适等症状。前列腺癌最容易出现骨转移，可引起转移部位的骨痛，常见骨转移部位包括脊柱、髋骨、肋骨、肩胛骨等。严重者可出现转移部位的骨折或者肿瘤侵犯脊髓引起瘫痪。

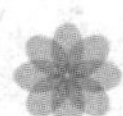

6. 前列腺癌的辅助检查

(1)前列腺特异性抗原(PSA)：前列腺增生的老年患者去泌尿外科门诊初次就诊，医师都会建议行血清前列腺特异抗原(PSA)检测，以排除前列腺癌。PSA 是由前列腺上皮细胞合成产生的一种酶。由于正常的前列腺导管和血管之间有屏障作用，PSA 不会通过前列腺导管进入血管，血液循环中 PSA 浓度非常低。患前列腺癌时，前列腺导管和血管的屏障作用被破坏，或者转移至其他器官的前列腺癌细胞产生 PSA，血清的 PSA 水平就会升高。血清 PSA 的检测使前列腺癌的诊断水平得到了很大的提高，局限在前列腺内的早期前列腺癌的发现率和前列腺癌根治性治疗的机会明显增加。PSA 只在前列腺产生，但并不是只在发生前列腺癌时才会升高，一些前列腺的良性疾病如较大的前列腺增生和前列腺炎，一些针对前列腺的检查如直肠指诊、前列腺穿刺活检等也会使血清 PSA 水平升高。不同种族、不同年龄人群的血清 PSA 基础水平有较大差异。

除了前列腺癌会导致 PSA 升高外，一些前列腺的非恶性病变或尿道前列腺操作也可使血清 PSA 升高。前列腺炎症、前列腺增生、急性尿潴留、前列腺按摩、前列腺穿刺等可使 PSA 增高，但当这些致病因素消除后，PSA 可逐步下降恢复正常。直肠指诊后血清 PSA 可增高 1 倍，膀胱镜检查后 PSA 可增高 4 倍，前列腺穿刺活检或经尿道前列腺电切后 PSA 可增加 50 多倍。性生活的射精也可使 PSA 增高。因此，PSA 检测应在射精后 24 小时进行，在直肠指检、膀胱镜检查、导尿等操作 48 小时后进行，在前列腺按摩 1 周后，前列腺穿刺 1 个月后进行。PSA 检测时应无急慢性前列腺炎、尿潴留等疾病，这样才能反映患者的真实 PSA 水平。

血清 PSA 的正常值为＜4.0ng/ml。当 PSA＞10ng/ml 时，除外其他导致 PSA 增高因素，要高度怀疑前列腺癌，前列腺癌的可能性高达 50%～60%。当 PSA 介于 4～10ng/ml 时，构成前列腺癌判定的灰区，在这一灰区内应参考其他的相关变数，如患者年龄、前列腺大小、PSA 的年增长率、游离 PSA 值等，尤其是游离 PSA 和总的 PSA 的比值。如果患者游离 PSA 和总的 PSA 比值＜0.1，则该患者发生前列腺癌的可能性高达56%；相反，如果游离PSA值和总的PSA比值>0.25，发生前列腺癌的可能性只有8%，注意是比值越高越好。国内推荐游离PSA和总的PSA比值>0.16为正常参考值。有的患者PSA、游离PSA和总的PSA比值都正常，但游离PSA比正常值升高，患者看到这个不正常的“箭头”就非常紧张，其实这个指标值升高是前列腺癌发生的概率低的表现，是一个好的指标。对第一次PSA不正常的男性建议2周之后复查。

(2)前列腺肛门指诊：肛门指诊，医学术语叫直肠指诊，是前列腺癌筛查的重要方法，具有简单、方便的优点，但会给患者带来不适感。通过直肠指诊可以了解前列腺大小，质地，有无结节等。因为大多数前列腺癌起源于前列腺的外周带，所以指诊发现前列腺质地变硬或触摸到较硬结节，应怀疑前列腺癌的可能，尽快行前列腺穿刺活检明确诊断。直肠指诊联合PSA检查是早期发现前列腺癌最佳方法，对前列腺癌的早期诊断和分期都有重要价值。考虑到直肠指诊可能影响PSA值，应在抽血送检PSA后进行。

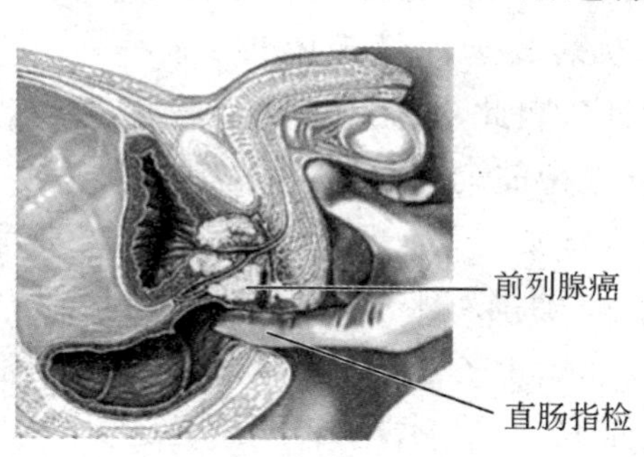

前列腺直肠指诊检查示意图

(3)前列腺癌筛查:是为了早期发现前列腺癌,达到早期治疗、手术治愈的目的。目前最常用的筛查方法是前列腺特异性抗原(PSA)检测和直肠指诊检查。对50岁以上有下尿路症状的男性应常规每年进行PSA和直肠指诊检查。对于有前列腺癌家族史的男性人群,应该从45岁开始每年进行一次检查。近年来,随着医疗技术的发展,经直肠前列腺彩超已作为前列腺癌可疑患者的进一步检查方法。对直肠指诊异常、有临床表现(如排尿异常、骨痛、骨折等)或B超、磁共振检查提示前列腺异常的男性应进行PSA检测。若PSA、直肠指诊、B超、核磁等检查全部或部分发现异常,应按后述前列腺穿刺标准进行穿刺活检病理检查进一步明确诊断。

(4)前列腺癌磁共振检查:可以显示前列腺包膜的完整性、肿瘤是否侵犯前列腺周围组织及器官,还可以显示盆腔淋巴结受侵犯的情况及是否有骨转移,在前列腺癌患者的临床分期上有较重要的作用。前列腺穿刺后会影响核磁共振检查对肿瘤是否侵犯包膜的判断,进而影响前列腺癌的分期,给治疗方案的选择带来困难。但是磁共振检查并不能诊断前列腺癌,因此对怀疑前列腺癌的患者,在行前列腺穿刺活检前要进行前列腺核磁共振检查。

(5)前列腺穿刺活检:是诊断前列腺癌最可靠的方法。该技术是目前明确前列腺癌诊断的唯一办法,能够为医师提供前列腺癌的病理诊断、癌细胞恶性程度高低、协助进行临床分期,指导下一步治疗方案。

下列情况下需要进行前列腺穿刺活检:直肠指检发现前列腺较硬结节、B超发现前列腺低回声结节、磁共振检查发现前列腺外周带异常信号。如果这三种情况出现一种无论 PSA 值是否正常都应行前列腺穿刺活检；当 PSA＞10ng/ml 时需要穿刺活检；PSA 在 4～10ng/ml，如果游离 PSA 和总的 PSA 比值＜0.16 或 PSA 和前列腺体积的比值＞0.15 需要进行穿刺；PSA 在 4～10ng/ml，如果游离 PSA 和总的 PSA 比值、PSA 和前列腺体积的比值、影像学检查都正常，虽不需要尽快行前列腺穿刺，但应严密随访患者，观察这些指标变化。

有前列腺穿刺指征的患者，穿刺后病理明确诊断前列腺癌的大约有 30%，也就是说需要进行前列腺穿刺的男性可能 70%不是癌。但一次穿刺未发现前列腺癌的患者并不是万事大吉，因为穿刺点是在前列腺均匀分布，就像筛子眼和筛子杆一样，我们穿刺了筛子眼的部位未见癌，筛子杆的部位是不能完全除外癌的，但是患前列腺癌的概率就很低了。如果出现下列情况就需要重复穿刺：①第一次穿刺病理报告为非典型性增生或高级别前列腺上皮内瘤变（介于良性与癌变之间的一种状态，被认为是前列腺的癌前病变）。②PSA＞10ng/ml。③PSA 在 4～10ng/ml，复查游离 PSA 和总的 PSA 比值异常或者 PSA 和前列腺体积的比值异常，或者直肠指诊或 B 超、磁共振等影像检查异常。④PSA 4～10ng/ml，在随访期间，发现 PSA 连续 2 次＞10ng/ml 或 PSA 每年增长＞0.75 ng/ml，应行再次穿刺。再次穿刺的时间一般在第一次穿刺后 1～3 个月进行。重复穿刺也不是无休止的，有研究显示进行第 3 次、4 次穿刺的阳性率仅分别为 5%和 3%，而且其中将近一半是不需要临床治疗的无意义的前列腺癌。另外，如果进行了 2 次穿刺结果都不是前列腺癌，患者存在前列腺增生导致的严重排尿障碍症状，可选择行经尿道前列腺切除术，将切除标本送病理进行系统的病理切片检查，再次除外前列腺癌。

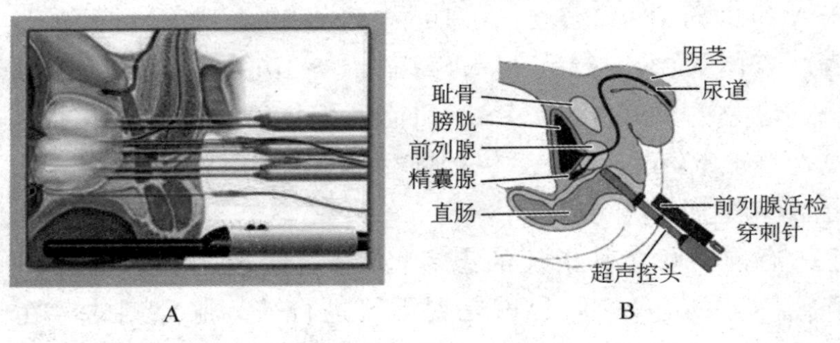

超声引导前列腺直肠穿刺示意图

A. 经会阴；B. 经直肠

前列腺的穿刺活检根据途径的不同可分为经直肠穿刺和经会阴穿刺两种。经直肠途径穿刺操作相对便捷，直肠对痛觉不敏感，患者痛苦小，一般不需要麻醉，大多数的患者都能耐受。但术后发生感染的可能性相对较高，穿刺前需要进行肠道准备和预防性服用抗生素。经会阴穿刺不经过直肠，因此不需要肠道准备和预防性使用抗生素，术后不发生直肠出血，亦不容易引起尿路感染，但需要进行会阴部皮肤的局部麻醉或者硬膜外麻醉。经会阴穿刺的超声束和穿刺针垂直，可以在穿刺过程中同时显示穿刺目标和穿刺针的进入过程，增加了穿刺的准确性。前列腺穿刺要求进行系统穿刺活检，系统穿刺活检一般需要10针以上穿刺，基本均匀地分布整个前列腺，可以额外在结节部位或者可疑病变部位多加1～2针穿刺，以提高诊断的准确性。研究结果表明,10 针以上穿刺的诊断阳性率明显高于 10 针以下,而且不会明显增加穿刺的并发症。

为了预防和减少相关并发症,提高安全性,大部分医师要求患者穿刺前住院进行相关的准备,包括术前凝血功能、血常规、尿常规、便常规、心电图等检查,部分老年患者还需要进一步评估心肺功能,排除凝血功能障碍、近期前列腺炎发作、严重的肛肠疾病等暂不适合穿刺的情况。如果因其他疾病需要长期口服阿司匹林等抗凝血药物患者,必须停药 1 周后才能进行穿刺,这样可以降低出血风险。术前可以应用通便药物和口服抗生素。随着这些准备工作的开展,前列腺穿刺并发症的发生率已经降到了很低。

因为前列腺穿刺后可能加重炎症,处于急性前列腺感染发热期患者不宜行穿刺;严重凝血障碍患者会造成穿刺出血风险增加,血友病、必须长期口服抗凝药物的患者不宜行穿刺,或者需要在穿刺前停药一段时间;有严重的内、外痔,肛周或直肠病变不宜行经直肠穿刺,可选择经会阴穿刺;有高血压危象、处于心脏功能不全失代偿期、糖尿病血糖控制较差者,应积极治疗并发症,然后选择穿刺。

前列腺穿刺不会刺激癌细胞快速增长,目前研究也未发现由于穿刺导致肿瘤转移的案例,这点不要过于担心。

前列腺穿刺已经是一个比较安全的检查,但穿刺术后应该注意下列问题:穿刺后应注意休息,多饮水,预防性口服 1 周左右的抗生素以减少感染机会;穿刺后 2 周内忌酒,忌辛辣刺激食物,避免骑车、骑马等骑跨运动;穿刺后可能会出现血尿,尤其是术后第一次排尿的颜色可能会深些,不必过于紧张,多饮水,一般很快会缓解。如果出现凝血块或全程的肉眼血尿,需要留置导尿管进行压迫止血或持续膀胱冲洗;若患者以前长期口服阿司匹林、华法林等抗凝药物,短期内不要恢复用药;前列腺穿刺组织需要在病理科经过石蜡包埋、切片、染色、阅片等过程,一般穿刺后 5～7 天病理报告会送到科室,需要进一步免疫组化检查的患者病理报告可能需要推迟几天,请耐心等待。

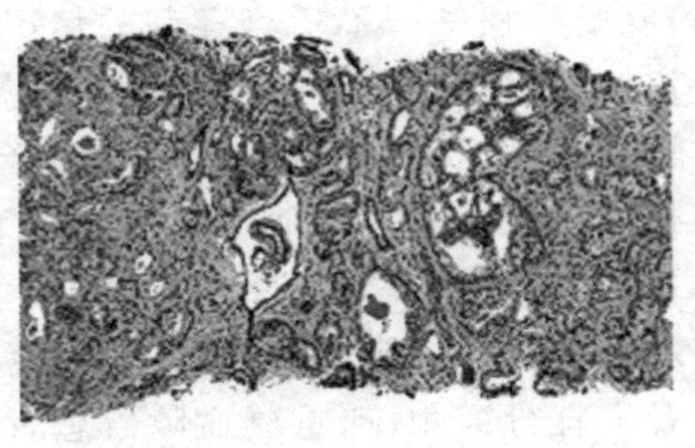

前列腺穿刺活检病理报告仅有前列腺增生,其他无异常,那就皆大欢喜。但是,有时病理报告虽未发现癌细胞,却是一个令人纠结的好消息,因为病理发现非典型性增生或高级别 PIN(PIN 是前列腺上皮内瘤变的英文缩写,是前列腺腺体介于良性与癌变之间的一种状态,被认为是前列腺的癌前病变),就要和医师沟通是否需要重复穿刺的问题了。一般病理报告中每针组织均有一个病理诊断,穿刺针的编号代表穿刺针所取样本的部位。报告有肿瘤的针数越多,每针癌组织所占比例越大,表明肿瘤的体积范围越广。病理报告在前列腺癌诊断后面常跟随了一个格里森(Gleason)评分的描述,如 Gleason 评分 3＋4＝7,部分还有肿瘤组织所占比例的数据。Gleason 评分是美国医师唐纳德·格里森根据前列腺癌细胞病理形态提出的一个分级系统(分为5级:1—5级,分级越高,恶性程度越高)反映了肿瘤细胞的分化程度和恶性程度。在同一前列腺癌中通常各部分之间的分化程度不同,前列腺癌的 Gleason 分级包括了主要和次要两种生长方式,次要生长方式是病理医师在显微镜下看到此种结构占肿瘤的比例>5%但<50%,主要生长方式是占癌的多数,将主要和次要生长方式的级别相加即为总分。Gleason 评分是判断患者预后的标准(如腺癌主要结构评为2分,次要结构评为4分,则 Gleason 评分为2+4=6分;只有1种结构类型,评分为3分,则积分为3+3=6分)。Gleason 评分越高表明肿瘤恶性程度越大,肿瘤生长较快,出现转移、复发的风险越高,对健康威胁越大。

(6)前列腺癌的分期:主要是 TNM 分期法,即通过对原发肿瘤(T)、局部淋巴结(N)、远处转移(M)等情况进行综合评估,对于指导患者的治疗非常重要。原发肿瘤(T)分期的评判主要是根据肿瘤组织是否侵犯包膜来区分出局限于包膜内的前列腺癌(T1－T2)和侵犯至包膜外的前列腺癌(T3－T4)。淋巴结(N)主要是根据 CT 和核磁共振的检查结果及手术切除的淋巴结病理结果判断。骨转移是前列腺癌最常见的转移部位,前列腺癌的 M 分期主要针对骨骼转移和其他器官的转移。TNM 分期标准如下:T_1a 临床上 PSA 正常,影像检查也没有异常发现,在前列腺增生患者行经尿道前列腺切除的标本中发现前列腺癌,而且癌组织占切除前列腺体积的5%以下;T_1b 前列腺电切标本中癌占总体积5%以上;T_1c 是 PSA>4μg/L,通过前列腺穿刺活检在一侧叶或两侧叶发现肿瘤。T_2 期癌组织局限于前列腺包膜内,又可根据癌组织在一侧叶还是两侧叶分为 T_{2a} 和 T_{2b}。

T_3 期：T_{3a} 穿破包膜，T_{3b} 侵犯精囊。T_4 期肿瘤侵犯周围组织。N：N_0 淋巴结无转移，N_1 盆淋巴结转移，N_2 远处淋巴结转移。M：M_0 期肿瘤未见转移，M_1 远处器官转移。简单地说 T_1、T_2 期的前列腺癌为早期局限性前列腺癌，T_3 或者 T_4，或者任何有淋巴转移、远处转移的前列腺癌就属于中晚期前列腺癌。

早期或者晚期是个相对概念，同时还要考虑前列腺癌本身的一些特质。关于前列腺癌的特质我们可以用三类动物来比喻。第一种叫乌龟型前列腺癌，一生几乎没进展，患者去世后去做尸检的话，70 岁以上的人六七成有癌，他们是因为别的原因死亡的。第二种是兔子型，就是潜伏一段时间，给他做完根治手术以后很好，但突然哪天就像吹个口哨一样，潜伏的坏蛋都跑出来集合了，两三个月内就出现了复发和转移。第三种是猴子型前列腺癌，从一发现就进展非常快，常常因为转移到重要器官而影响患者寿命，目前没有很好的解决办法。科学家们目前正在研究能不能利用分子诊断等现代方法对肿瘤进行这样分型，采取相应的治疗方案。

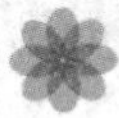

7. 预测前列腺癌的预后

前列腺特异性抗原（PSA）水平、前列腺癌病理 Gleason 评分和肿瘤的临床分期是选择治疗方案最重要的依据，将前列腺癌分为低、中、高危 3 类，以便指导治疗和判断预后。

（1）低危：PSA＜10ng/ml，Gleason 评分≤6，临床分期≤T2a。

（2）中危：PSA 10～20ng/ml，Gleason 评分为 7，临床分

期为 T2b。

(3)高危：PSA＞20ng/ml，Gleason 评分≥8，临床分期为≥T2c。

8. 前列腺癌的治疗

前列腺癌经过确诊以后，不同的病理类型、不同的分期、不同年龄、不同身体状态选择的治疗方法可能不同。目前，前列腺癌的治疗方法有以下几类。①观察等待治疗：对于危险程度较低的前列腺癌、预期寿命较短的患者或部分晚期的前列腺癌，可密切观察病情的变化，暂不予任何的治疗，待出现病变进展或临床症状明显时再给予治疗。②前列腺根治性手术：是目前最常用的治愈性治疗方法，但要充分考虑患者的年龄、健康状况、生存预期和肿瘤分期等适应证。③前列腺癌外放射治疗：常用的是体外适型放射治疗，是一种将外照射治疗应用于前列腺癌的新方法，既提高前列腺部位的最大照射剂量又减少了对前列腺周围组织的辐射，可减少传统体外放射治疗的不良反应，提高治疗效果。④放射性粒子植入治疗：将放射性粒子(碘-125)经会阴部皮肤种植到前列腺内，通过近距离前列腺内的放射线杀伤癌细胞。⑤内分泌治疗：包括睾丸去势和激素阻断两种途径。通过去除或阻断雄激素引起前列腺癌细胞凋亡、控制前列腺癌的进展和延缓肿瘤细胞的生长。⑥高能聚焦超声治疗：该方法具有痛苦小、操作方便的优点，适用于年龄大、预期寿命＜10 年的局限前列腺癌。⑦其他：还有化学治疗、冷冻治疗、消融治疗等。

(1)观察等待治疗(watchful waiting)：也是治疗前列腺

癌的手段之一，适用于那些癌肿病灶非常微小，仅局限在前列腺内(低危前列腺癌 PSA 4～10ng/ml，Gleason 评分≤6，临床分期≤T2a)，并且发展缓慢的前列腺癌患者；或者是那些年纪很大，预期寿命短，合并心、肺、脑等内科疾病有严重健康问题的前列腺癌患者。观察等待并不意味着医师不采取任何措施，而是通过相关检查主动监测前列腺癌的病情变化，在出现病变进展或临床症状明显时给予治疗。对于观察等待的病人应密切随访，每 3 个月进行复诊，检测 PSA、直肠指诊，必要时缩短复诊间隔时间和进行影像学检查。对于 PSA、直肠指诊检查和影像学检查提示肿瘤进展的患者应选择其他治疗方法。

(2)内分泌治疗：就是通过去除雄激素把前列腺癌细胞“饿死”。多数患者通过内分泌治疗能够达到比较理想的效果，有的患者在一段时间内前列腺癌病灶和远处器官转移病灶会完全消退。雄激素是前列腺癌细胞的口粮，在无雄激素刺激的状况下癌细胞会发生凋亡。1941 年，美国科学家发现了切除睾丸或者补充雄激素作用相反的雌激素可以阻止转移性前列腺癌的进展，证实了去除雄激素可以治疗前列腺癌，还获得了诺贝尔医学奖。雄激素 95％来源于睾丸，5％来源于肾上腺，任何能抑制雄激素活性的治疗均可被称为内分泌治疗。目前的内分泌治疗方法可以通过切除睾丸或皮下注射药物抑制睾酮分泌，也可以通过药物阻断雄激素和它的作用受体结合；可以抑制肾上腺来源的雄激素的合成，也可以抑制睾酮转化为营养更丰富活力更强的双氢睾酮。几种药物的联合应用可达到最大限度雄激素阻断彻底断粮的目的。

内分泌治疗是前列腺癌的基本和最常用的治疗方法，不良反应也很小，适应证广泛。转移性前列腺癌患者、无法行根治性前列腺切除术或放射治疗的局限早期前列腺癌或局部进展前列腺癌患者都适合选择内分泌治疗。在根治性手术治疗前的新辅助治疗、配合放疗或者手术后的辅助治疗、手术后肿瘤复发转移等情况也可以选择合适的内分泌治疗方案。

内分泌治疗的方法包括：去势治疗(castration)，最大限度雄激素阻断治疗(maximal androgen blockade，MAB)，间歇内分泌治疗(intermittent hormonal therapy，IHT)，前列腺癌根治术前的新辅助内分泌治疗(neoadjuvant hormornal therapy，NHT)，前列腺癌根治术后的辅助内分泌治疗(adjuvant hormonal therapy，AHT)等。

(3)前列腺癌去势治疗：所谓的去势并不只有切除睾丸一种方法。切除睾丸(手术去势)是通过切除睾丸使睾酮迅速且持续下降至极低的水平(去势水平)，但可能给患者带来较大心理影响。药物去势治疗是指在不切除睾丸的前提下，通过使用药物使睾酮浓度下降到去势水平，优点在于无手术危险及器官缺失造成的潜在心理创伤，尤其适用于合并多种疾病年龄较大手术危险的老年患者。与睾丸切除术相比，药物去势患者在生存率、症状缓解率等方面效果基本相等，但长期用药会给患者带来一定的经济负担。在进行药物去势有效的过程中，如果患者考虑经济负担或者往返医院注射的麻烦，还可以进行睾丸切除。初次药物注射去势会出现睾酮一过性升高，对于已有骨转移脊髓压迫的患者，应该在去势药物注射前 2 周给予口服抗雄激素药物治疗。

最大限度雄激素阻断同时去除或阻断睾丸来源和肾上腺来源的雄激素，常用的方法为“去势”加抗雄激素药物。抗雄激素药物主要有两大类：一类是类固醇类药物，其代表为醋酸甲地孕酮；另一类是非类固醇药物，主要有比卡鲁胺(bicalutamide)和氟他胺(flutamide)，目前常用的是非类固醇药物。临床研究显示，最大限度雄激素阻断与单纯去势相比能够降低死亡的风险、延长患者生存期，对于局限性前列腺癌，应用最大限度激素阻断治疗时间越长，生化复发率越低。

(4)间歇内分泌治疗：大多数前列腺癌患者起初都对去势或联合抗雄激素治疗有效，但经过平均 14～30 个月的治疗后，几乎所有患者都将逐渐发展为激素非依赖前列腺癌。这主要是因为在内分泌治疗的过程中癌细胞在低浓度雄激素的环境下，逐渐适应，对去除雄激素不敏感了。而目前内分泌治疗是前列腺癌手术治疗以外最有效和不良反应最少的方法，间歇内分泌治疗的主要目的是尽量延长内分泌治疗的有效时间。在通过内分泌治疗达到雄激素低水平状态下，然后停止治疗，使存活的前列腺癌细胞通过新补充的雄激素继续生长为激素敏感的前列腺癌细胞。间歇内分泌治疗方法是指前列腺癌行内分泌治疗一段时间后 PSA＜0.2ng/ml，维持 3～6 个月后可停止治疗一段时间，待 PSA 回升至一定界值后重新开始内分泌治疗，如此循环往复。停止治疗期间要维持睾酮的去势水平，未行睾丸切除的患者需继续使用药物去势，而且要检测 PSA 的变化，这便是“停中有治”。

间歇内分泌治疗可延长内分泌治疗的敏感时间,停药期间患者雄性激素提高,可使患者性欲恢复,生活质量明显改善。间歇内分泌治疗的停药降低了治疗成本,并且对病变进展或生存时间无大的负面影响。间歇内分泌治疗后重新开始治疗的国内标准是停药后当PSA＞4ng/ml时开始新一轮治疗。

(5)根治术前新辅助内分泌治疗:前列腺根治性手术是目前最常用的治愈性治疗方法,我国许多前列腺癌患者发现时往往处于中晚期,丧失了手术机会。新辅助内分泌治疗就是在根治性前列腺切除术前,对患者进行一定时间的内分泌治疗,可以使患者分期改善,为部分患者赢得手术机会。新辅助内分泌治疗一般采用去势联合抗雄激素治疗的全激素阻断方法,治疗时间为3～9个月。通过新辅助治疗可以使前列腺体积及肿瘤体积明显缩小,可以减少手术中出血量,手术视野更加清晰,缩短手术时间,可以降低前列腺切缘肿瘤的阳性率。简单地说就是肿瘤切除得更彻底,手术更安全,部分不能手术切除的患者可以手术了。

(6)前列腺癌的辅助内分泌治疗:是指前列腺癌根治性切除术后或根治性放疗后,给予内分泌治疗。目的是治疗手术后的残余病灶、残余的淋巴结和微小转移病灶等,延长前列腺癌的生存时间,是根治性切除术后“亡羊补牢”式治疗方法。主要适应于根治术后病理标本提示切缘阳性、有淋巴结转移的患者。如果术前PSA＞20ng/ml,穿刺标本病理肿瘤分级高,根治术后病理证实为T3期或≤T2期肿瘤的患者术后应给予辅助内分泌治疗。局部晚期前列腺癌施行放射治疗后的患者应给予辅助内分泌治疗。前列腺癌的

辅助内分泌治疗包括最大限度雄激素全阻断(MAB)、药物或手术去势和抗雄激素药物治疗等几种方式。辅助内分泌治疗应在根治性手术后或放疗后立即开始，治疗时间最短为18个月，前列腺癌的辅助内分泌治疗能减少肿瘤的转移，延缓疾病的进展。

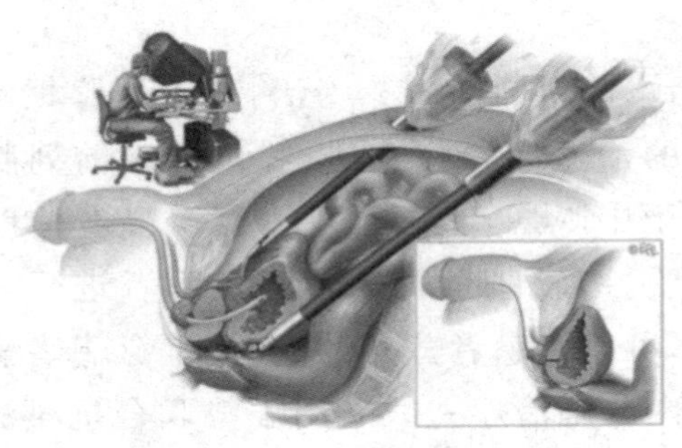

机器人辅助前列腺癌手术示意图

(7)机器人前列腺癌根治术：根治性前列腺切除术是治疗局限性前列腺癌最有效的方法，手术将整个前列腺和双侧精囊切除，对盆腔区域淋巴结进行清扫切除，并在切除前列腺及其周围组织后，将膀胱和剩下的尿道重新缝合连接起来。有三种主要术式，即经耻骨后开放手术及近年发展的腹腔镜前列腺癌根治术及机器人前列腺癌根治术。根治术适用于预期寿命超过10年，身体状况良好，没有严重的心肺疾病，临床早期的患者。分期较晚患者术前给予新辅助治疗，可提高肿瘤的切除率。对于PSA＞20或Gleason评分≥8的局限性前列腺癌患者根治术后可给予其他辅助治疗。

如果前列腺癌患者同时患有显著增加手术危险性的疾病，如严重的心血管疾病、肺功能极差等，患者手术风险太

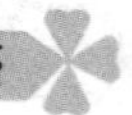

大，不适合行根治手术。患有严重出血倾向疾病患者不适宜行前列腺癌根治术。已有淋巴结转移（术前通过影像学或淋巴活检诊断）或实质性器官转移者不适宜行前列腺癌根治术。

（8）前列腺癌减瘤手术：最新研究显示，对于少量骨转移的前列腺癌前患者，通过减瘤手术将前列腺的原发肿瘤切除，可以减少肿瘤负荷，延缓肿瘤的骨转移。前列腺癌细胞转移过程中不仅可以适应新的微环境，还可以通过携带因子等方式来适应、改变环境。正是基于前列腺癌细胞的“种子与土壤”学说，对一些寡转移（仅有 3～5 处骨转移）患者进行切除前列腺的减瘤手术。

（9）前列腺癌外放射治疗：放射治疗是用电离辐射局部照射前列腺从而杀死肿瘤细胞。简单地说，放疗主要针对的是人体肿瘤的原发灶、一个或数个转移灶，前列腺癌的外放射治疗适用于各期患者。早期患者行根治性放射治疗，通过放疗杀死前列腺内的全部癌细胞，其治疗效果与前列腺癌根治术基本相似。没有淋巴结和远处转移的局部晚期前列腺癌治疗原则以辅助性放疗和内分泌治疗为主。转移性癌可行姑息性放疗，以减轻症状、改善生活质量。随着放疗技术的发展，可调整照射面积的三维适形放疗和可调整照射剂量的调强放疗等技术逐渐应用于前列腺癌治疗并成为放疗的主流技术。患者的分期、肿瘤恶性程度、PSA 水平、年龄、放疗的方式、照射范围大小及剂量不同，疗效和不良反应也各不相同。放疗可能出现泌尿系统和肠道系统的放射性损伤及性功能障碍等不良反应。放疗引起的副作用和每次放疗剂量、总的剂量、照射的范围有明显关系。

(10)前列腺癌粒子植入治疗:前列腺癌近距离照射治疗(粒子植入)是继前列腺癌根治术及外放疗后的又一种治疗前列腺癌的方法。疗效肯定、创伤小,尤其适合于不能耐受前列腺癌根治术的高龄前列腺癌患者。粒子植入治疗是预先测量前列腺的体积和形状,估算出需要放置粒子的位置和数量,在B超的引导下将放射性粒子(通常为2~4mm大小的^{125}I粒子)植入前列腺组织内预定部位,通过粒子在前列腺内部不断地释放放射线,达到前列腺癌的放疗效果。该技术在提高前列腺癌的治疗效果的同时,能明显地减少周围组织的损伤。预计生存期少于5年、经尿道前列腺切除术后前列腺缺损较大、有远处转移的患者不适合粒子植入治疗。粒子植入也有一些不良反应,短期并发症包括尿频、尿急及尿痛等尿路刺激症状,大便次数增多及里急后重等直肠刺激症状等,有的患者可能引起慢性尿潴留、尿道狭窄、尿失禁等。

在前列腺内植入了放射源,会对朝夕相处的家人造成损害吗?答案是否定的。前列腺粒子植入的主要是^{125}I粒子,尽管植入的粒子具有放射性,但这种粒子能量较低,照射范围仅2~4mm,所以放射性粒子植入治疗后的患者身体外并无放射性,对家人更无放射性危害。粒子发出的放射线绝大多数被前列腺吸收,亲密接触也不会引起放射线损害。为慎重起见,患者在粒子植入治疗后的2个月内,最好不要接触孕妇和儿童。

(11)前列腺癌局部治疗:目前,前列腺癌的局部治疗方法很多。根治性前列腺癌手术、放射线照射治疗(外放疗及粒子植入照射治疗)是这个花园中的牡丹和芍药,方法成熟,有大量的临床证据证实有较好的效果。前列腺癌的冷冻治疗（CSAP）、高能聚焦超声（HIFU）和组织内肿瘤射频消融（RITA）等治疗方法，目前还是这百花园中的小花小草，还属于试验性局部治疗，和根治性前列腺癌手术和放疗相比较，其对临床局限性前列腺癌的治疗效果，还需要更多的长期临床研究进行评估。

（12）前列腺癌根治性治疗后复发如何治疗：前列腺癌根治术后并不是万事大吉，因为在手术时血液、淋巴系统可能已经有转移的肿瘤细胞了。据统计，患者在根治性治疗后 10 年内有 27%～53%发生肿瘤局部复发或远处转移，我们把连续两次检测血清 PSA 水平都＞0.2ng/ml 定义为生化复发。对生化复发患者应行直肠指检、骨扫描和 CT 检查、经直肠超声检查和必要时病变穿刺活检检查，以判断患者是否已发生临床复发。不论是局部，还是区域淋巴结转移或远处转移则都为临床复发。生化复发和临床复发应根据全面评估的结果选择恰当的治疗方案。PSA 较低、早期、肿瘤恶性程度低的患者，出现 PSA 生化复发的早期可给予观察等待治疗，根治术后生化复发患者如果排除了肿瘤的远处转移可给予挽救性外放射治疗。生化复发伴随临床转移倾向的患者应尽早采用内分泌治疗。

9. 预防前列腺癌

坚持体育锻炼、控制体重、保持肌肉、骨骼健壮、降低心脏疾病的发生、增强机体免疫力对预防前列腺癌具有重要的作用。美国癌症学会发布的一项研究表明，减肥能防止发生前列腺癌病变，体重减少约 5kg 的人比减肥不成功的人发生前列腺癌病变的概率低 42%。2018 年 5 月，美国癌症研究所和世界癌症研究基金会推出的第三版癌症预防报告指出，肥胖是增加晚期前列腺癌风险的关键因素。保持健康的体重，有利于前列腺癌的预防。在日常生活和工作中要多进行一些中等强度的活动，如步行、脚踏车、家务、园艺、游泳、跳舞等。多吃富含全谷物、蔬菜、水果和豆类的饮食。中老年男性的健康饮食，建议多吃全谷类、蔬菜、水果和豆类；多吃乳制品，限制红肉和腌制、咸鱼等加工肉类；限制含糖饮料和酒精；健康饮食，不要依赖膳食补充剂，摄入食物或者补品中的β-胡萝卜素不会对前列腺癌风险产生实质影响，限制“快餐”和其他高脂肪，淀粉或糖类的加工食品。中国学者研究认为常饮绿茶有预防前列腺癌发生的作用。

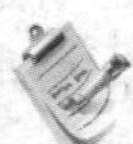

健康小贴士

前列腺癌在我国的发病率呈明显的上升趋势，因其早期症状和前列腺增生症相似，容易延误诊断和治疗。50 岁以上或者有前列腺癌家族史的 45 岁以上男性每年进行一次前列腺特异性抗原筛查有利于早期发现前列腺癌。前列腺穿刺活检组织病理检查明确前列腺癌诊断。前列腺癌治疗方法多样，医患应进行认真详细的沟通，科学选择适合自己的治疗方案。家庭成员了解一些前列腺癌的科普知识，给予患者鼓励和精神上的支持，积极参与到前列腺癌的治疗中来。避免高脂肪饮食，坚持体育锻炼，维持健康的体重，常饮绿茶等有利于预防前列腺癌。

十、留置导尿或膀胱造口护理

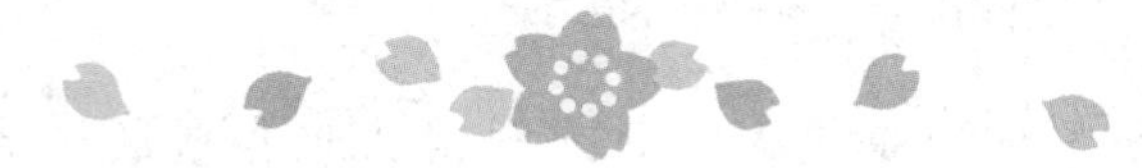

尿潴留是泌尿外科的急症，临床上大部分老年人都是因为前列腺增生导致排尿梗阻造成的，部分老年人因为不能进行手术治疗需要长期留置导尿管。早在我国唐代，药王孙思邈在《千金要方》中就有葱管导尿的记载。随着人口老龄化，越来越多的患者因为各种病因需要留置导尿，如何进行导尿患者的家庭护理，预防感染及并发症的问题非常重要。导尿管的结构和材质也在不断改进，目前主要应用的是组织相容性更好的硅胶双腔或三腔气囊导尿管。留置导尿是在严格无菌操作下，将导尿管经尿道插入膀胱并保留在膀胱内引流尿液的方法。也可以通过耻骨上膀胱造口留置引流管。

1. 留置导尿适应证

前列腺增生患者，如果药物治疗无效，身体条件很差，无法耐受手术治疗，出现尿潴留或残余尿量过多，需要给予留置导尿或耻骨上膀胱造口处理。尿失禁患者不能控制排尿，尿液会自动从尿道溢出，如果药物治疗、使用尿垫等仍不能缓解痛苦，患者又不接受使用外部的集尿装置时，就需要留置导尿，此部分患者膀胱造口往往不能达到满意效果。神经源性膀胱等各种原因引起长期尿潴留者应予留置导尿或耻骨上膀胱造口。

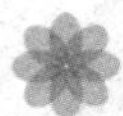2. 间歇导尿适应证

间歇导尿就是每天定时或根据膀胱容量通过导尿操作排出尿液。主要应用于能够自理的尿潴留患者。例如，脊髓损伤、脊髓脊膜突出或神经源性膀胱需要长期留置导尿的患者可采用间歇导尿法，以减少对泌尿道的损害。但强调的是患者或家属能够坚持此种治疗，并且能够自我进行无菌导尿操作。

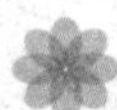3. 耻骨上膀胱造口适应证

男性尿潴留患者因尿道较长，长期留置导尿可引起尿道损伤或泌尿系感染，可以考虑选择耻骨上膀胱造口，以降低导尿管引起的菌尿和尿路感染的风险。因尿道损伤、尿道狭窄

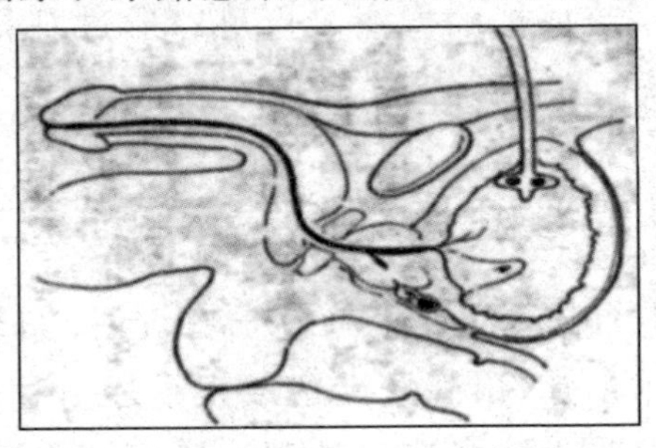

耻骨上膀胱造口

等原因导致导尿管插入困难者，可用耻骨上膀胱造口作为短期或长期的引流手段。耻骨上膀胱造口和留置导尿相比具有导尿管更容易更换，容易插入，感染概率低的优点。

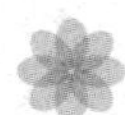4. 选择合适的导尿管

目前，尿潴留留置导尿无论是膀胱造口还是经尿道留置一般都是应用双腔或者三腔气囊尿管，尿管的材质大多是以有机硅聚合物为主要原料经特种硫化合成的硅橡胶。硅胶导尿管具有无味、无毒、无腐蚀、与机体相容性好的特点。可以经由尿道或造漏口插入膀胱引流尿液，导尿管插入膀胱后，头端有一个气囊注入 10～15ml 生理盐水固定导尿管留在膀胱内而不易脱出，引流管连接尿袋收集尿液。

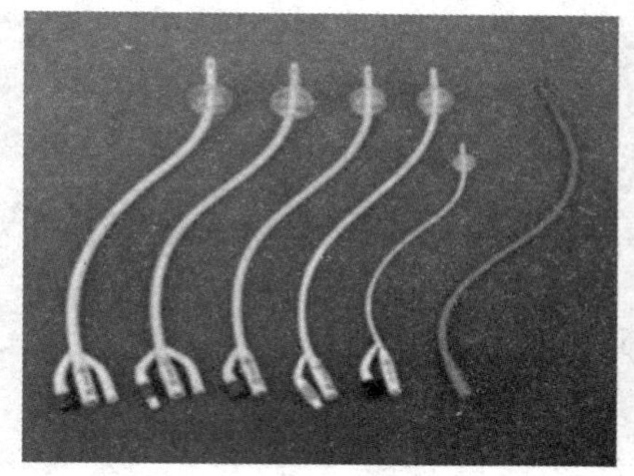

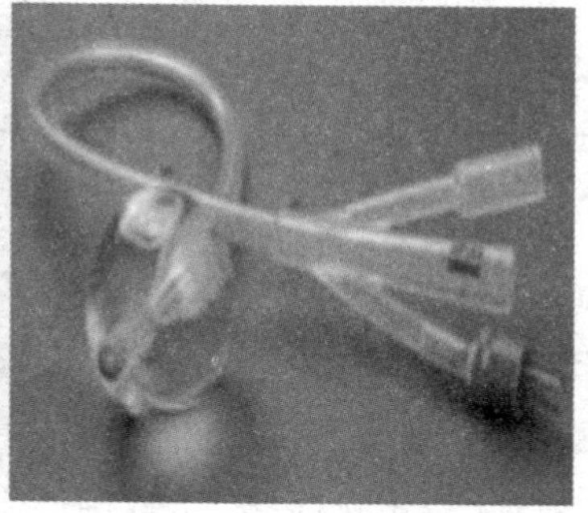

导尿管种类

导尿管按照外径的周长分 6～30F 等多个规格型号。成人常用的导尿管为 14F、16F、18F、20F 四种型号。F 数是外周长的毫米数，通过 F 值我们可以换算出尿管的直径，这样就容易想像尿管的粗细，尿管直径(mm)＝ F(mm)/π。

14F、16F、18F、20F 尿管对应的直径分别为 4.5mm、5.1mm、5.7mm 、6.4mm。一般来说，直径越细，对尿道的刺激性就会小，不适感也会轻点，但容易尿道堵塞，尤其是长期留置导尿容易感染的老年人，因此留置导尿一般选择18F 的双腔导尿管。

导尿管分为单腔导尿管、双腔导尿管和三腔导尿管 3 种。单腔导尿管只有一个引流通道，常常用于只需临时一次导尿不需留置的患者。双腔导尿管由一个引流通道和一个气囊注入通道组成，气囊起着不使尿管脱出的固定作用，是最常用的留置导尿尿管。三腔气囊尿管是在双腔的基础上再增加一个引流通道，可以进行持续膀胱冲洗，主要用于前列腺增生手术后或者膀胱出血或者尿液混浊的冲洗。

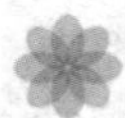

5. 留置导尿管患者家庭护理

留置导尿患者做好日常的护理，是预防泌尿系统感染的重要环节。家庭护理应做到“三要三不要”。

(1)三要：一要鼓励患者多饮水，达到多排尿，减少尿垢阻塞和感染。二要保持局部的清洁，每天洗澡时用清水清洁尿道口周边区域和导尿管表面区域；患者洗浴或擦身时应注意对导尿管的保护，不要把导尿管浸入水中。三要保持引流通畅及引流系统的密闭性，避免导尿管及引流管扭曲，引流袋位置要低于膀胱水平；患者卧床时，导尿管应放置在患者活动时无张力区域，以免外力强行拉出尿管，引起尿道损伤；患者离床活动时，导尿管及集尿袋应妥善安置。

(2)三不需要：不需要口服或静脉应用抗生素来预防导尿管引起泌尿道感染；不需要常规应用抗生素冲洗液进行

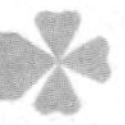

膀胱冲洗治疗;不需要使用消毒剂清洁尿道周边区域来预防泌尿道感染。

此外,需定期更换导尿管及引流袋,导尿管的更换一般是一个月更换一次,如发生泌尿系感染,尿液浑浊引起尿管梗阻需及时更换尿管。发现尿液浑浊、沉淀、有结晶时可以应用生理盐水作膀胱冲洗。

6. 尿动力学检查的目的

尿动力学检查主要是评估膀胱逼尿肌的收缩功能。检查时要在尿道和直肠放置专用的测压管,是一种有创伤的检查,因此应当先行排尿日记、自由尿流率、残余尿测定等无创伤检查项目。有泌尿系感染的患者应在控制感染后进行检查,作用于神经系统的药物,阿托品类药物可影响膀胱逼尿肌及尿道括约肌功能,应在检查前停药 2～4 天。尿动力学检查可以了解膀胱储尿和排尿的动态过程。了解排尿时膀胱内的压力变化,逼尿肌和尿道括约肌的协同程度,可以区分出到底是压力问题还是尿道堵塞导致了尿流过小。

7. 神经源性膀胱

膀胱排尿是受神经系统控制的,神经源性膀胱是指控制排尿的神经系统受到损害而引起的膀胱尿道功能障碍。排尿困难和尿潴留是其最常见的症状。神经源性膀胱可诱发尿路感染、膀胱结石及膀胱输尿管反流损害肾功能,肾衰竭是患者死亡的主要原因。支配膀胱的神经也同时支配结肠,神经受到损伤结肠的蠕动就会减弱,大便在结肠停留的时间延长，结肠黏膜对大便中水分吸收增加会导致便秘。神经源性膀胱的治疗目的主要是保护肾功能，预防发生尿液反流引起肾盂肾炎和肾积水导致慢性肾衰竭。其次是改善排尿症状，减轻患者痛苦。

神经源膀胱在积极治疗原发病外，没有很好的药物治疗方法。正确的提肛锻炼，能改善盆底肌肉局部血液循环，对膀胱收缩功能和控尿能力的改善有一定好处。提肛锻炼也称撮谷道，唐朝医学家孙思邈极为推崇此法，他在《枕中方》一书中规劝世人："谷道宜常撮。"肛门周围的肌肉间歇性地处于运动状态有养生健体作用。只有正确的提肛运动才可达到锻炼目的，正确的做法如下：尽力收缩上提肛门(就像忍住排大便一样)并保持 2～3 秒钟后充分放松，2～3 秒后再第二次收缩，每天做 30～50 次，站、坐、行均可进行，坚持 3～5 个月便可有一定效果。

8. 可能会引起膀胱功能损害的疾病

所有可能影响尿液储存和尿液排出的神经的疾病都有可能造成膀胱和尿道功能障碍。中枢神经因素包括：脑血管意外(脑出血、脑梗死)、颅脑神经肿瘤、脑瘫、智力障碍、椎间盘突出及椎管狭窄等；外周神经系统因素如糖尿病、酗酒等；感染性疾病如带状疱疹、脊髓灰质炎、梅毒及结核等。老年性痴呆与尿失禁也有密切关系，阿尔茨海默病是引起老年痴呆的最常见原因，多发脑梗死是引起老年痴呆的第二大原因。排尿功能障碍是脑血管意外常见的后遗症之一，且与脑血管病变的严重程度及恢复状况有密切关系。

十一、男性性活动与不育

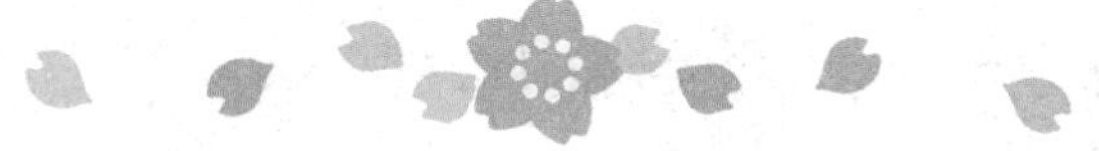

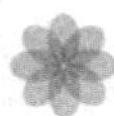

1. 阴茎勃起

古代人们一直认为阴茎的勃起是身体里的一股真气充进阴茎的结果。欧洲文艺复兴时期(相当于中国的明末元初时期)的著名画家达·芬奇最先纠正了这个错误,人类终于明白勃起是阴茎充血的结果。阴茎勃起是一个复杂的心理-生理过程,是在神经内分泌调节下进行的一种复杂的血管活动,阴茎勃起需要神经、内分泌、血管、阴茎海绵体及心理因素的密切协同,并受身体健康状态、因其他疾病所服用药物的不良反应等多因素的影响。平滑肌舒张、动脉血流入量增加和血流速度增加及阻断静脉血流出是阴茎勃起的三个要素。男性大脑或阴茎局部受到性刺激后,从神经中枢指挥部就会发出神经冲动传递至阴茎海绵体,使得阴茎神经末梢和血管内皮细胞释放的扩血管物质一氧化氮(NO)增多,一氧化氮可以使阴茎海绵体内小动脉和血管窦的平滑肌细胞舒张,海绵体血管窦扩张,动脉血流量增加,阴茎海绵体充血胀大。胀大的阴茎海绵体压迫白膜下的小

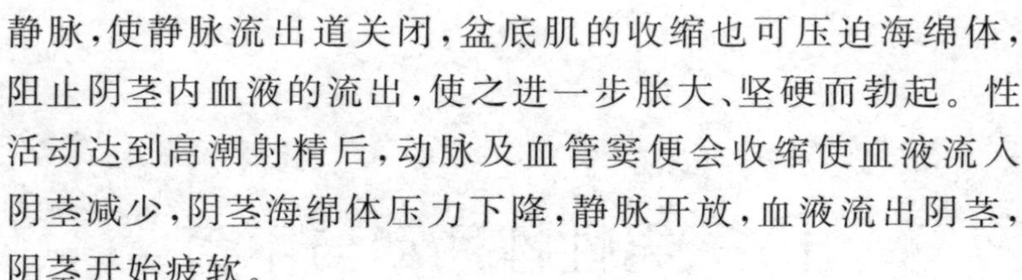

静脉，使静脉流出道关闭，盆底肌的收缩也可压迫海绵体，阻止阴茎内血液的流出，使之进一步胀大、坚硬而勃起。性活动达到高潮射精后，动脉及血管窦便会收缩使血液流入阴茎减少，阴茎海绵体压力下降，静脉开放，血液流出阴茎，阴茎开始疲软。

 2. 阴茎勃起功能障碍

阴茎勃起功能障碍（erectile dysfunction，ED）是指阴茎不能达到勃起或维持足够的勃起以完成满意的性生活，从时间来说应该是持续达到三个月以上的勃起不满意，偶尔出现一两次阴茎勃起不满意是不能称为 ED 的。在 40－70 岁的男性中约有 52％患有不同程度的 ED，由于人们对 ED 的健康常识了解不够，许多患者背上了沉重的思想包袱，影响了正常的家庭生活，个人变得性格孤僻和易于暴躁，从而也影响到人际关系。

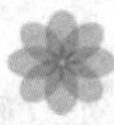 3. 阴茎勃起功能障碍的原因

男性勃起功能障碍的病因错综复杂，心理因素、神经功能障碍、血管疾病、内分泌障碍等很多因素都会对男性阴茎勃起产生影响。夫妻关系不和谐、性保健知识缺乏、宗教和传统观念的束缚、男性身体发育成长过程中遭受的精神创伤、工作压力大、经济负担重、人际关系紧张、对自己性能力怀疑所致的焦虑和抑郁心理障碍、性交时外界环境的干扰等这些精神心理性因素都可能引起勃起功能障碍。著名心理学家、精神分析学派创始人弗洛伊德认为，勃起功能障碍

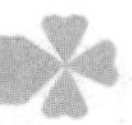

是心理疾病，患者真正需要的是心理疏导而不是吃药或者动手术。当然，这个观点受到了他所处时代科技发展和认识的限制，就像他自己形容潜意识一样，心理因素只是勃起功能障碍病因之一。内分泌系统疾病如性腺功能减退，会导致雄性激素分泌减少，引起勃起功能障碍。糖尿病不但引起支配勃起的神经发生病变，还可引起阴茎海绵体白膜的弹性纤维减少，使海绵体舒张出现障碍。血脂异常会导致阴茎的动脉血管粥样硬化斑块形成，使阴茎动脉的供血流量减少，损伤阴茎血管内皮细胞，影响阴茎勃起过程中的血管平滑肌松弛，阴茎充血量减少。动脉粥样硬化、动脉损伤、动脉狭窄、阴部动静脉分流及心功能异常、先天性静脉发育不全等血管本身疾病，影响阴茎动脉血液的流入及静脉的保持关闭，不利于阴茎血液的充盈。神经系统疾病、服用神经精神方面药物、抗高血压药、抗雄激素活性药物也会引起勃起功能障碍。随着年龄的增大，阴茎海绵体勃起组织会发生退化、海绵体平滑肌张力变弱，也可引起勃起功能障碍。

4. 阴茎勃起功能自我测评

有无勃起功能障碍及病情的严重程度如何，可以通过勃起功能国际问卷（IIEF-5 评分）进行自我测评。仔细看完问卷表，选择每道问题对应的分数，将问卷表中各项得分相加，如果总评分≥22 分为勃起功能正常，总评分 12～21 分为轻度勃起功能障碍，8～11 分为中度勃起功能障碍，总分为 5～7 分则为重度勃起功能障碍。另外还可以按阴茎勃起硬度及是否能插入阴道进行分级：I 级，阴茎只胀大但不硬为重度 ED,硬度如豆腐块;Ⅱ级,阴茎有勃起但硬度不足以插入阴道为中度 ED,硬度如剥了皮的香蕉;Ⅲ级,阴茎达到足以插入阴道的硬度但不坚挺为轻度 ED,硬度像未剥皮的香蕉;Ⅳ级,阴茎完全勃起并且足够坚挺。

勃起功能国际问卷(IIEF-5 评分)表

	0	1	2	3	4	5
对阴茎勃起及维持勃起信心如何?		很低	低	中等	高	很高
受到性刺激后,有多少次阴茎能坚挺地进入阴道?	无性活动	几乎没有或完全没有	只有几次	有时或大约一半时候	大多数时候	几乎每次或每次
阴茎进入阴道后有多少次能维持阴茎勃起?	没有尝试性交	几乎没有或完全没有	只有几次	有时或大约一半时候	大多数时候	几乎每次或每次
性交时保持阴茎勃起至性交完毕有多大困难?	没有尝试性交	非常困难	很困难	有困难	有点困难	不困难
尝试性交有多少时候感到满足?	没有尝试性交	几乎没有或完全没有	只有几次	有时或大约一半时候	大多数时候	几乎每次或每次

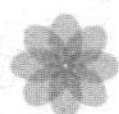

5. 在家中自测夜间勃起情况

健康男性从婴儿至成年都会有夜间阴茎勃起，正常成人夜间熟睡 8 小时的话阴茎会勃起 3～6 次，每次持续 15 分钟左右。我们可以自己在家中睡眠时监测是否有这种勃起，以初步鉴别是由心理因素还是疾病因素造成的勃起功能障碍。如果实在不愿意先去医院就诊，就用邮票试验和阴茎强度测量这两种简单易行的方法做个测试吧。夜晚临睡前用四张联孔邮票环绕阴茎中部，将重叠部分用胶水粘住，使之形成一个环形。清晨醒来检查邮票联孔处是否撕裂，如果撕裂说明夜间达到有效勃起。注意！不是胶水粘连的部分，那可能是没有粘牢固。还可以在药店购买纸质阴茎强度测量带，睡前环绕阴茎粘贴，晨起观察测量带上的三根小色带断裂情况。如果小色带无一根断裂，表示没有夜间勃起；仅断裂红色小带为无效勃起；红、黄两条色带断裂为不充分勃起；假如红、黄、蓝三条小色带全部断裂，说明夜间勃起良好。如果夜间勃起良好，那就说明平时的勃起功能障碍可能是精神与心理因素所致，在性活动中尽量去除这些影响因素，强化信心就起着很重要的作用。但是，这些监测方法会受到睡眠状态的影响，建议连续监测 2～3 个夜晚，以便更准确地了解夜间勃起情况。

6. 阴茎彩色多普勒超声检查

经过勃起功能国际问卷自评、夜间勃起测试发现存在勃起功能障碍，可以用阴茎彩色多普勒超声来进一步诊断

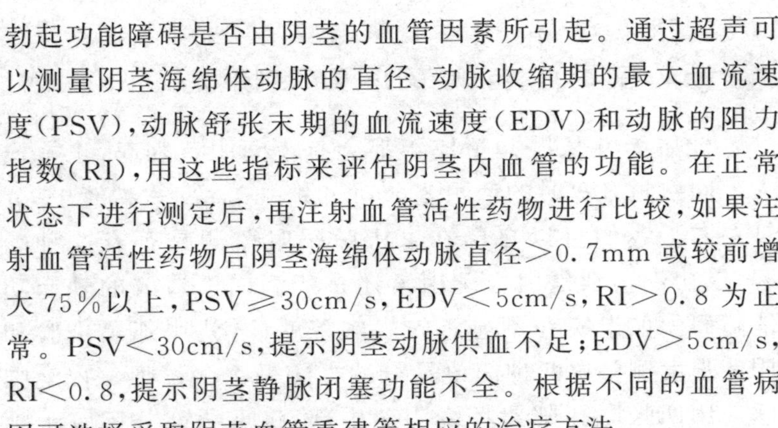

勃起功能障碍是否由阴茎的血管因素所引起。通过超声可以测量阴茎海绵体动脉的直径、动脉收缩期的最大血流速度(PSV),动脉舒张末期的血流速度(EDV)和动脉的阻力指数(RI),用这些指标来评估阴茎内血管的功能。在正常状态下进行测定后,再注射血管活性药物进行比较,如果注射血管活性药物后阴茎海绵体动脉直径＞0.7mm 或较前增大 75%以上,PSV≥30cm/s,EDV＜5cm/s,RI＞0.8 为正常。PSV＜30cm/s,提示阴茎动脉供血不足;EDV＞5cm/s,RI＜0.8,提示阴茎静脉闭塞功能不全。根据不同的血管病因可选择采取阴茎血管重建等相应的治疗方法。

7. 勃起功能障碍的治疗

影响男性勃起的因素很多,勃起功能障碍的治疗应在对患者进行全面的医学检查的基础上,明确基础疾病、诱发因素、危险因素及潜在的病因,然后确定适当的治疗方案。尤其重要的是要区分出心理性、药物因素或者不良生活方式引起的勃起功能障碍,这部分患者通过心理辅导或去除相关因素,勃起状况就会明显改善。由疾病引起的或者疾病混杂心理因素的勃起功能障碍通常需要进行药物治疗。勃起功能障碍的治疗目标是达到和维持坚挺的勃起硬度,并恢复满意的性生活。要充分认识到勃起功能不仅涉及患者本人,也关系到患者性伴侣及患者自尊心、自信心等因素,夫妻二人的共同参与,相互鼓励,维持和谐的家庭关系非常重要。

长时间的勃起功能障碍会使男人的家庭幸福感降低,自信心和自尊心下降,产生自卑心理,对性生活产生恐惧。

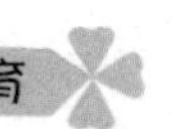

心理疏导和辅助药物治疗非常重要，患者要敞开心扉，坦诚地和医师进行交流。对于患有抑郁症或其他精神疾病的患者应到精神科咨询治疗。一般来说，新婚或刚开始经历性生活的勃起功能障碍患者心理治疗效果最佳。老年患者往往掺杂很多复杂的因素，如年龄、伴随的内科疾病和需长期服用的药物、性伴侣之间的关系、对性生活的期望、心理社会因素等，需要多学科参与治疗。

(1)盐酸西地那非(Viagra，伟哥)：男性受到性刺激后，一氧化氮是细胞间传递信息的使者，在阴茎勃起中是一个非常重要的角色。性刺激使阴茎海绵体神经末梢和内皮细胞释放一氧化氮，诱导刺激阴茎海绵体平滑肌细胞合成产生往下一站传递信号的物质环磷酸鸟苷(cGMP)，cGMP 可以使海绵体平滑肌松弛，阴茎海绵体动脉扩张，海绵体窦膨胀而血液充盈，引起阴茎勃起。5 型磷酸二酯酶(PDE5)主要分布在阴茎海绵体平滑肌中，5 型磷酸二酯酶会将 cGMP 分解，使其浓度降低，影响了信号的传递。综上所述，要制造一种增加阴茎血流量、改善勃起的药物，至少可以采用 3 种方式。①增加阴茎中产生的一氧化氮的数量。②增加阴茎中对一氧化氮做出反应而产生的 cGMP 的数量。③消除阴茎内的 5 型磷酸二酯酶，使 cGMP 增加而不会被 5 型磷酸二酯酶分解。西地那非作用机制使阴茎内的 cGMP 会增加并对动脉血管壁产生更大的影响。cGMP 的数量越多，阴茎的血流量就会越大；而血流量越大，阴茎勃起的硬度就会越强。

如何正确使用西地那非获得满意的治疗效果呢？需要在正规医院和指定药店购买，在性生活前 30 分钟至 1 小时服用，服用药物后一定要有搂抱、亲昵等性刺激，才会起效。

因心脏疾病等需服用硝酸酯类药物(如硝酸甘油、速效救心丸)的男性,一定不要同时服用西地那非,两种药物联合作用扩张血管会引起低血压休克。药物剂量的需求每个人不一样,要进行个体化调整。建议国人首次服用从 50mg 开始,根据效果和耐受性可增加到 100mg 或减少到 25mg。掌握科学的用药方法,大多数患者在服用第 1、2 次即可使勃起状况明显改善。

(2)雄激素补充在勃起功能障碍治疗中的作用:性腺功能减退症患者雄激素分泌量减少,可导致性欲降低或丧失,也可使阴茎夜间勃起的频率、幅度和持续时间缩短。给予雄激素补充治疗可增强性欲,亦可改善勃起功能。对于前列腺癌或怀疑前列腺癌的患者,不能应用雄激素补充疗法。在补充雄激素前,应常规进行前列腺直肠指检、PSA 测定及肝功能检测。接受雄激素补充治疗的患者应定期进行肝功能、前列腺癌指标的检测。对于血清睾酮检测水平正常的勃起功能障碍患者,不推荐采用雄激素补充治疗。用于勃起功能障碍治疗的雄激素药物主要有十一酸睾酮胶丸、注射剂和贴剂等。

(3)中草药在治疗勃起功能障碍中的作用:中医中药治疗"阳痿"有着几千年的历史,也是我们治疗勃起功能障碍的主要方法之一。我国明代《慎斋遗书》首次记载了"阳痿"这个名词,为后世传统医学沿用,又有"筋痿""不起"等中医名称。中医学认为,阳痿的发生、发展与肝、肾两个脏器的关系密切。对于中青年患者,临床上以肝实症为多见,以疏肝活血为主要治则;对于老年病人来讲,肾虚证或虚实夹杂证占多数,治疗以补肾益气,佐以活血化瘀通脉之剂治疗。

目前市场上治疗“阳痿”的中成药种类繁多，主要针对心理性及轻、中度器质性勃起功能障碍患者。谨记一定需要在中医辨证施治的基础上应用。

（4）真空装置如何按需治疗勃起功能障碍：真空装置通过负压将血液吸入阴茎海绵体中，然后在阴茎根部套入缩窄环阻止血液回流以维持勃起。该方法适合西地那非治疗无效患者，不能耐受药物治疗的患者，尤其适用于偶尔才有性生活的老年患者。一定要注意负压泵的助勃时间不要超过 30 分钟，防止持续肿胀导致阴茎的缺血和坏死。如果单独应用西地那非或真空泵装置治疗效果不好的患者，可以两种方法联合应用。

（5）阴茎假体植入术：勃起功能障碍的治疗，大部分人首选药物治疗，药物治疗的有效率达到 70％～90％。如果药物不能达到治疗效果，则可以选择行为治疗、阴茎负压治疗等多种方法。对于经过其他治疗无效者可选择阴茎假体植入。通过手术将阴茎假体植入阴茎内，达到增加阴茎硬度的目的。阴茎假体通常可分为 2 种类型，非膨胀性和可膨胀性。非膨胀性假体通常也指半硬棒状柱体，适合于严重肥胖或不能灵活操作者，以及性交频率较低的老年人。半硬棒状假体手术方法简单，但阴茎长期处于勃起与半勃起的状态，阴部仍显得突出，常常使患者感到难为情。可膨胀性阴茎假体其实是一个微型密闭液体循环系统，由可充液的圆柱体、控制阴茎勃起的开关阀和液囊所组成。整个过程与自然的生理过程非常相似，女方的感觉与真实的男性器官丝毫不差，从而获得真实的性满足感。可膨胀性假体适合于年龄较轻、社交活动多、性生活频繁的患者。

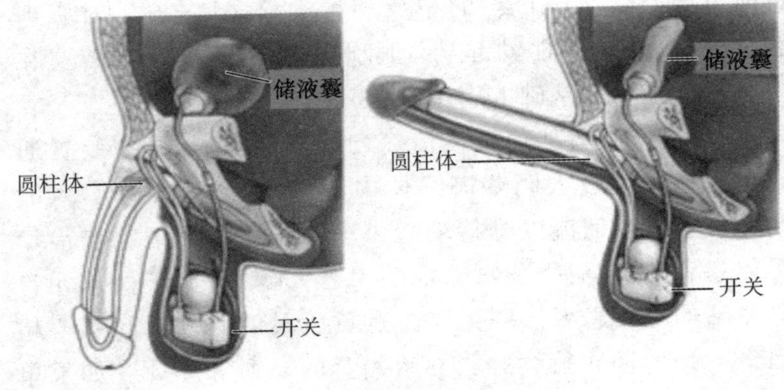

阴茎假体植入术

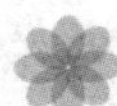8. 阴茎勃起功能障碍认识的误区

阴茎勃起功能常常是男性关注的重要问题之一,因为私密性和男性本身的社会角色特点及知识来源的限制往往会形成一些误区,而这些误区反过来会对男性正常的勃起功能产生影响。

(1)手淫必然会引起勃起功能障碍:手淫是青年未婚男性常有的性发泄行为,不会引起勃起功能障碍。但是现实中的确有部分男性担忧手淫会诱发勃起功能障碍,这部分人中也确实存在勃起功能障碍的病例。其实,从本质上讲并非是由于手淫损害了性器官,而是由于长期手淫导致的精神与心理因素影响。手淫过程中,男性往往处于焦虑、内疚、抑郁、不安情绪之中,这种不健康的思维情绪往往对性活动造成影响,只要能解除精神心理影响,就不会对性功能产生影响。

(2)频繁遗精必然会致勃起功能障碍:这是青少年中常

出现的误区。他们认为，频繁遗精大伤“元气”，性功能也会随之丧失殆尽。其实这种顾虑是完全多余的，健康未婚男子每月遗精 1～2 次属正常，4 次以上是多了些，可能与生殖泌尿器官炎症或某些生活因素诱发有关，如穿紧身裤、夜间睡眠局部太热、白天过分劳累等。

(3)新婚阶段的性生活失败当作勃起功能障碍：新婚伊始，男性过于兴奋、劳累，夫妻之间配合不默契，会引起勃起功能不佳或者性生活质量不佳，这种情况颇为多见。有的准夫妻的婚前性行为在摸索、尝试、紧张、担心等复杂心情中进行，失败率高，也会给自己留下自己性功能差的阴影。

(4)不能引起女方情欲高潮视为勃起功能障碍：男女性功能和性反应存在着差异，有时会出现男性已射精，女方尚未进入性高潮这一现象。只要男方阴茎能达到勃起顺利完成射精及达到情欲高潮便不是勃起功能障碍，这主要是夫妻性生活不够和谐的问题，需要通过改善整个性过程的技巧来完善。

(5)平时阴茎勃起反应作为判断勃起功能的标准：男子的阴茎勃起从生理上讲分两种情况：一种是不需要任何性刺激的反应性勃起，是通过神经反射自发地引起的勃起，如夜间睡觉后的勃起；另一种是需要某种性刺激诱发的精神性勃起，包括性幻想引起的勃起，这种勃起会随一个人的精神状态、思想、情绪等有所变化，不是判断勃起功能的标准。如果没有来自于配偶视、听、触、嗅等完整的性刺激，没有真正的性交实践，是不能判断勃起功能的。

(6)不同性交对象改变后发生勃起改变认为是勃起功能障碍：有的人与妻子性生活一切正常，但在婚外恋中却一蹶不振。相反，有的人与妻子房事时勃起不佳，但在外遇房事却十分出色。这种现象医学称之为“外遇性勃起功能障碍”“婚内性勃起功能障碍”。这种情况不是医学上的勃起功能障碍患者。

(7)早泄会发展成勃起功能障碍：早泄患者由于对自己性生活感到不满意，有时感到十分内疚。妻子的情绪有时也会给丈夫一种巨大的压力。如果在早泄的初发阶段得到有效的治疗，夫妻之间互相体贴，就不会发展成勃起功能障碍。现代医学也没有发现早泄与勃起功能障碍之间存在某种必然的联系。

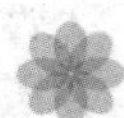

9. 预防阴茎勃起功能障碍

勃起功能障碍的预防与治疗处在同样重要的地位。我们前边已经探讨了勃起功能障碍的心理、神经、血管、内分泌等危险因素，对于有这些危险因素但勃起功能尚正常的男性，要控制危险因素，降低发生勃起功能障碍的可能性；对于勃起功能减退的男性，要早期就诊进行干预，恢复和保护勃起功能；对于勃起功能障碍的男性，要积极治疗，达到勃起功能的康复，提高性生活质量。多数中老年男性勃起功能障碍与动脉粥样硬化、高血压、糖尿病等相关，因此勃起功能障碍的预防与心脑血管疾病的防治是互惠互利，可产生一石二鸟的功效。此外，勃起功能障碍的预防需兼顾勃起功能与心理、神经、内分泌、泌尿生殖疾病和创伤等多种因素。以下预防措施在改善生活习惯，控制勃起功能障碍的相关危险因素方面有非常重要的作用：①戒烟、体育锻炼、减轻体重，低脂肪高纤维素饮食。②控制伴随疾病，如

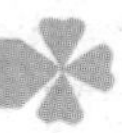

冠心病、高血压、糖尿病、高脂血症、代谢综合征等。③规律的性生活有助于改善勃起功能。④使用5型磷酸二酯酶抑制药如西地那非早期治疗轻度勃起功能障碍。⑤直肠癌、前列腺癌等疾病行根治性切除术或放疗的患者，勃起功能障碍的预防有积极意义。根治性前列腺切除术中保留双侧勃起神经，术后早期每日小剂量持续应用西地那非或使用真空负压装置，能够有效预防勃起功能障碍，促进勃起功能的提高。

10. 初识男性不育症

拥有一个健康聪明的宝宝是无数家庭梦寐以求的事情，然而怀孕并不是水到渠成。据统计，15%的育龄夫妇存在着不育的问题，有些国家或区域发病率可达30%左右，夫妻双方的因素各占50%。夫妻双方有规律的性生活，没有采用任何避孕措施，精心谋划等待1年以上，仍未见小宝宝的到来，由于男方的因素造成女方不孕者，称为男性不育。很多疾病或因素可导致男性不育，根据精液检查的结果，可以将男性不育分为无精子症、重度少精子症、少精子症及精子运动功能低下等。过去20年里，我国男性的精子数量以每年1%的速度下降，男性健康生育问题愈来愈突出。男性不育症不是一种独立的疾病，是由某一种疾病或多种疾病及多种因素造成的结果。

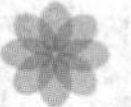

11. 男性不育的病因

男性不育症的病因错综复杂，直到现在仍有高达

60%～75%的患者找不到明确原因。通常根据疾病所在器官位置和干扰因素的不同，寻根找源来判断是睾丸前、睾丸本身和睾丸后哪个环节出现了病变。

(1)睾丸前因素往往是由内分泌障碍所导致男性不育，常见的病变有男性丘脑、垂体发生病变，男性摄入的雄激素或者糖皮质激素过多(包装及快餐食品的添加剂，摄入含大量激素的食物有可能会使儿童性早熟和发育异常，有比较严重的危害)，甲状腺功能亢进或减退等疾病，这些睾丸前的病变会导致男性体内激素的失衡，损害生育功能，引起精子发生和成熟障碍。

(2)睾丸是产生精子的地方，放射线、药物、食物、环境等因素对睾丸的损害，青春期后的流行性腮腺炎导致睾丸萎缩，睾丸的外伤，隐睾、精索静脉曲张及睾丸扭转等疾病，睾丸和输精管手术的损伤，都会对睾丸生精功能和排精功能产生损害。染色体或基因异常、精子发育所需酶的缺乏、雄激素受体的异常等先天性异常也会给生育带来较大影响。

(3)睾丸后因素主要是输精管道的梗阻，可发生于输精管道的任何部位，从睾丸网、附睾、输精管直到射精管开口。梗阻性无精子症在男性不育患者中占7%～10%。生殖系统感染、输精管结扎切除术、腹股沟区的手术意外损伤输精管及疝修补中应用补片后出现输精管周围的炎症反应都可能导致输精管阻塞。

(4)其他相关因素还有生殖道感染、性功能障碍、尿道解剖异常等。8%～35%男性不育症与生殖道感染性炎症有关，主要为感染导致输精管阻塞、抗精抗体形成、精液中白细胞的作用及精浆异常。性欲减退、勃起功能障碍、射精

功能障碍是不育症的常见原因；尿道下裂等解剖学异常由于射出精液距宫颈过远可导致不育；不良的性习惯（如性交过频繁、应用兴奋剂、润滑剂等）也会影响生育。

大部分男性不育症找不到确切病因，干扰或影响生殖的环节可能涉及睾丸前、睾丸、睾丸后的一个或几个环节。

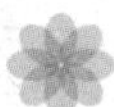

12. 不育症患者必须做精液检查

男性生育能力主要体现在精子的功能上，只有精子与卵子功能正常，才能保证精子与卵子结合受精。在对不育夫妇进行诊断时，至少要进行一次精液分析。精液分析能集中反映男性生育功能的基本情况，确定是否有男性不育因素的存在，它包括分析精子和精浆的特征与参数。精液分析结果有许多干扰因素，为了得到最理想的精液分析的样本，应注意取精时机和送检方法。精液检查是男性不育检查中非常重要且必不可少的一项。

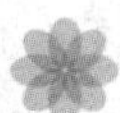

13. 精液分析结果

精液常规检查分析单

外观	均质、灰白色
量	≥2.0ml
pH	≥7.2
液化时间	<60 分钟（一般< 15 分钟）
黏度	拉丝<2cm
精子密度	≥20×10^{6}/ml

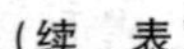
(续 表)

精子总数	$\geqslant 40\times10^{6}$/每份精液
活力(采集后60分钟内)	(a级+b级)精子比率≥50%
存活率	≥50%精子存活(伊红或者伊红-苯胺黑染色法)
形态	≥30%正常形态(改良巴氏染色法,the modified Papanicolaou staining)
白细胞数	$<1\times10^{6}$/ml
圆细胞数	$<5\times10^{6}$/ml
免疫珠试验	附着珠上的活动精子少于50%
MAR试验	附着粒上的活动精子少于10%
微生物培养	菌落数$<$1000/ml
精子低渗试验	尾部肿胀精子$>$50%
精浆锌	≥2.4μmol/每份精液 ≥2μmol/每份精液
精浆柠檬酸	≥20U/每份精液 ≥200U/每份精液
精浆中性α-葡糖酶	≥13μmol/每份精液或者定性试验阳性
精浆果糖	重要营养成分、先天性双输精管完全阻塞果糖(—)

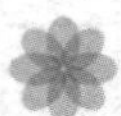

14. 采集精液送检查注意事项

采集精液前48小时至7天禁止性生活,此期间亦不能有手淫,最好不出现遗精。采精的时间间隔如果过短,精子的数量和精液的体积会减少;如果过长,死亡精子和异常精子的数量会增多。采精时间以早晨起床为佳,以手淫方法采精最好,不要使用润滑油或者肥皂水。不能使用阴茎套

采精，阴茎套含有能杀死精子的成分，影响对精子活动能力的分析。要将所有精液收集到精液瓶内，应在相当于体温温度保存，冬季可放在贴身内衣口袋内，夹在腋下或用手握着保温，快速送到精液检查室，争取1小时内进行检测。

15. 精液"知"多少

正常男性每次排出2～6毫升精液，新鲜精液呈黏稠状，灰白色或略带黄色，1小时之内液化为稀薄的液体。精液呈弱碱性，pH 7.2～7.8。精液由精子和精浆组成，精子仅占10%，其余部分为精浆，主要为前列腺液和精囊液。精液除了含有水、果糖、蛋白质和脂肪外，还含有多种酶类和无机盐及锌等微量元素。正常精子数应超过20×10^6/ml，排精后1小时内活动精子数应≥50%。世界卫生组织推荐将精子活动力分为四级：0级，不活动；1级，精子原地摆动；2级，有中等的前向运动；3级，前向运动活跃，快速直线运动。正常的精子活动力为2+3级的精子数量≥40%～50%。精子形态：畸形精子<50%。分析男性生育能力不能单从精液的一项指标定论，应对精子数量、活动力、活动率、液化时间、畸形率等多方面进行综合分析。

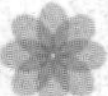

16. 无精子患者要做睾丸活检

经过精液检查未发现有精子存在的患者，为进一步明确病因，可考虑实施睾丸活检手术。睾丸活检手术就是取一小块睾丸组织，通过病理了解睾丸的结构是否正常。开放手术活检就是切开睾丸白膜，轻轻挤压睾丸后用小直剪剪下组织，放入特制保存液中。送病理检查同时做涂片细胞学检查以了解精子存在情况。经皮睾丸穿刺活检术比开放活检简单方便，但这种方法获取的标本可能因太小而不够做组织学检查。睾丸细针抽吸术同样也因为标本少不一定得到有效的病理诊断。无论上述哪一种手术方法获得的精子都要冷冻保存以备将来需要试管婴儿时使用。

17. 不良生活习惯可引起男性不育

男性的生殖细胞对烟、酒中的有害物质特别敏感，每天吸烟 30 支以上的男性，精子存活率只有 49%；经常过量饮酒的男性，有 70%的精子活力降低或发育不全。常洗桑拿浴或坐浴过频者，使睾丸的温度过高，影响精子产生，精子活力降低，可能造成不育。现代生活节奏快，竞争压力大，容易使人产生紧张、恐惧、抑郁、沮丧等不良情绪。精神紧张可抑制内分泌功能，影响体内神经递质传递及性腺激素释放，从而抑制雄激素的正常产生，可能导致不育。偏食、挑食、常吃零食会造成营养失调，甚至营养不良，如果食物中缺少钙、磷、维生素 A 和维生素 E 等，会影响精子的质量和数量。长期穿着紧身牛仔裤，人为地造成阴囊与睾丸束缚过紧，影响局部血液循环，不利静脉血液回流，加上透气性差，局部散热减少，引起阴囊温度升高，影响睾丸生精功能降低精子的活力。长时间骑车或者久坐使会阴部的睾丸、前列腺受到挤压会出现缺血、水肿，影响精子的生成，以及前列腺液和精液的正常分泌而致不育。

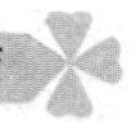

18. 环境因素影响生育能力

环境因素对男性生育的影响很大，危害的严重性比遗传因素更明显。人们接触环境中有害化学物质的主要途径为饮食、空气和水的污染及家庭和工作环境的污染。长时间接触重金属（如铅、镉、汞、铝、铜、锰等）、化学物质（如杀虫剂、除草剂、二硫化碳、二溴氯丙烷、甲基乙基酮、甲醛、汽车废气、含苯油漆、香烟烟雾、有毒的装饰材料和涂料、家用煤气等）、其他（如石墨、放射线、高温环境工作）可降低男性生育能力。接触影响激素分泌的物质如类雌激素、多氯联苯、双酚 A、烷基苯酚、邻苯二甲酸盐或者雄激素拮抗药可以影响精子生成，导致精子数量减少。

上述生殖毒性物质可以通过染色体遗传损害不只一代而是几代人，烯菌酮和甲氧氯杀虫药会引起男性生殖细胞的染色体变异，导致下一代的精子发生缺陷。

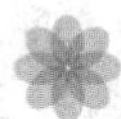

19. 哪些药物会影响生育能力

肿瘤化疗药物，螺内酯，柳氮磺胺吡啶，秋水仙碱，别嘌醇，四环素，红霉素，西咪替丁，钙离子拮抗药，米诺地尔，激素治疗，呋喃妥因，尼立达唑等都会影响男性的生育能力。服用上述药物的患者需要备孕时，应考虑停药，或者寻找不影响性功能和精液质量的替代药物（如用美沙拉嗪替代柳氮磺胺吡啶来治疗克隆病和溃疡性结肠炎等肠道疾病）。需要长期用药并且没有替代药物，以及需盆腔会阴部放疗的患者可以在治疗前冷冻保存精液。

20. 预防男性不育应注意的问题

预防男性不育应着重注意以下几点:①杜绝不洁性行为,预防性传播性疾病;②睾丸本身或先天性疾病,如睾丸下降不完全或者隐睾患者,应在儿童期积极治疗;③远离污染环境,避免与对睾丸有害的因子及化学物品的接触;④远离不良生活习惯,戒烟限酒,足够睡眠,心情愉悦;⑤因其他疾病需要采用的治疗有可能损害睾丸功能时,如肿瘤化疗药物等,在治疗前可以将患者的精子超低温保存,以备后需。

21. 男性不育的治疗

男性不育症是诸多病因作用的结果,提倡夫妇双方共同治疗。通过药物治疗自然受孕是医师和患者首选追求目标,目前常用的有促性腺激素治疗、睾酮反跳治疗和其他内分泌疾病治疗等。有些因输精管梗阻引起的男性不育症患者,无法通过药物治疗解决,需要外科医师采取手术治疗取出精子了。辅助生殖技术的发展为男性不育症的治疗提供了一片新的天地。

(1)精子超低温保存:为了治疗不育症、预防遗传病、为男性提供生殖保险,可以通过超低温冷冻技术建立人类精子库,冷冻保存精子备用。国家批准的人类精子库,应严格按照人类精子库技术规范进行捐精者精液冷冻储存。

由于恶性肿瘤,自身免疫性疾病等需要化疗、放疗或手术治疗的男性患者,可进行精子冷冻保存,防止因化疗、放疗对睾丸生精功能或精子造成损害,或因手术后不能射精而导致不育症。在治疗顽固性不射精症时,也可采用经直

肠电刺激收集精液进行低温冻存。

对梗阻性无精子症患者，通过外科手术从睾丸、附睾或远端输精管取得的精子可以进行超低温保存。

(2)手术治疗：男性不育原因很多，多半是由于精子质量不好，伤害精子的原因有很多，精索静脉曲张就是其中之一。精索静脉曲张是指精索内静脉与蔓状静脉丛的异常伸长、扩张和纡曲，严重的曲张精索静脉就像阴囊上爬了蚯蚓一样，它会影响精子的产生。现在的手术治疗方式主要有“腹膜后高位结扎手术”“腹腔镜手术”“显微镜下手术”，手术方法不同，但都有着相同的目的——结扎患侧的精索静脉，从而起到减缓疼痛、改善精子质量的效果。

无精症就其原因可以分为梗阻性无精症和非梗阻性无精症。梗阻性无精症，是指由于各种泌尿系感染、输精管结扎手术、先天性的输精管发育不良或外生殖器损伤等原因，造成精子输出管道阻塞，从而导致精液中无法检测出精子。但这种无精症，由于患者的睾丸本身具有正常的造精子能力，男科医师可以通过使用显微外科技术精道重建(输精管-输精管吻合、输精管附睾吻合等)、睾丸附睾穿刺等方法帮助患者生育。

射精管本身如果有炎症或囊肿，也同样会妨碍精子顺利通过。精囊镜可通过射精管进入精囊，循正常的精道解剖途径逆行依次检查精囊和射精管，发现病变可同时在腔镜下处理。如发现结石，可在精囊镜下检查进行取出；发现梗阻，如出血，可在镜下对积血进行冲洗等治疗，具有操作方便、观察直接、效果肯定等特点，成为诊断、治疗血精和少弱精症的新武器。

(3)睾丸穿刺术：是睾丸活检术的一种，主要针对无精子症的患者，既是一种诊断，又是一种治疗的临床技术，主要是通过手术方法取出一小块睾丸活组织，依照睾丸组织结构及生殖细胞来了解睾丸的生精情况。

睾丸活检没有发现精子，是不是患者就没有生育自己孩子的机会了呢？答案是否定的，我们还有一个外科武器——显微镜下睾丸切开取精术，就是在高清显微镜的直视下，在睾丸里发现这些局灶性的造精组织，并分离出来。因为有的非梗阻性无精子症的患者，虽然睾丸内绝大部分地方存在生精功能障碍，但也有可能存在"局灶生精"的情况，通过显微镜下睾丸切开取精术，能最大可能地帮助男科医师在手术中发现能够产生精子的"局部生精灶"，交给生殖实验室，在体外进行培育获得精子，然后通过单精子注射给卵子，就可能获得胚胎。所以，显微取精为梗阻性无精症的男性提供了一个生育自己宝宝的机会。

22. 辅助生殖技术

人类辅助生殖技术(ART)是指通过医疗辅助手段使不育夫妇妊娠的技术，包括人工授精、试管婴儿及其衍生技术两大类，是通过非性交手段受孕的方式，需要临床医师和实验室技术人员密切合作，是治疗男性不育和女性不孕的重要手段。人类精子库与精子超低温保存也属于辅助生殖技术的一部分。在实施人类辅助生育技术前应对夫妇双方进行体格检查，必须是已婚，同时符合伦理原则和我国的生殖政策。

(1)人工授精：是指采用非性交的方式将离心处理过的

精子递送到女性生殖道中，使精子和卵子结合促使女子受孕的辅助生殖技术。精子可以是来自丈夫，也可以来自第三方提供的，实施过程要符合人类辅助生殖技术与人类精子库相关规范、基本标准和伦理原则。按照不同授精部位，分为阴道内人工授精、宫颈管内人工授精、宫腔内人工授精和输卵管内人工授精几种方法。

（2）试管婴儿技术：体外受精和胚胎移植技术俗称"试管婴儿"，首例试管婴儿的诞生被誉为继心脏移植成功后20世纪又一医学奇迹。这是一种不在输卵管受孕的方法，把卵子和精子都拿到体外，让他们在体外人工控制的环境完成受精过程，然后把早期胚胎移植到女性的子宫中，在子宫中孕育成胎儿。常规体外受精和胚胎移植技术、卵胞质内单精子注射技术和着床前胚胎遗传学诊断技术分别称为第一代、第二代、第三代试管婴儿技术。第二代试管婴儿把单个精子直接注入卵细胞中协助受精，提高了妊娠率；第三代试管婴儿是在胚胎着床之前对胚胎的遗传物质进行分析，检测是否有遗传物质异常，选择检测项目正常的胚胎进行移植，适用于染色体异常和高风险遗传病夫妇。

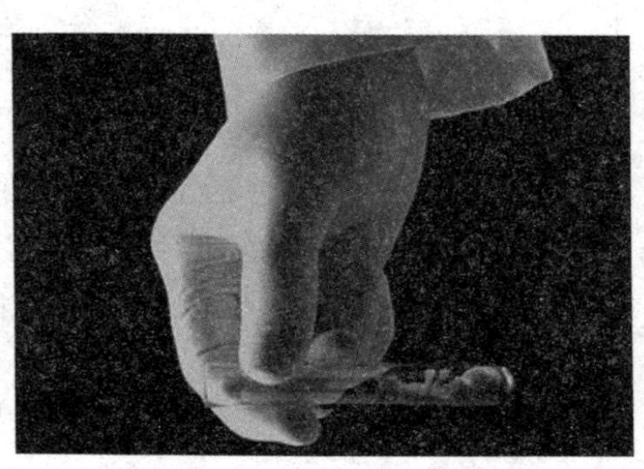

试管婴儿示意图

英格兰科学家罗伯特·爱德华兹教授被誉为“试管婴儿之父”。2001 年，由于在人类不育症治疗领域的突出成就，获得美国阿尔伯特·拉斯克医学研究奖。因创立了体外受精技术独享 2010 年诺贝尔生理学或医学奖。

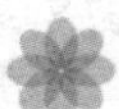 23. 不育家庭夫妻应该正确对待生育问题

(1)不育夫妇应该同时咨询就诊：夫妻双方存在生殖功能缺陷的概率各占 50%，25%为夫妻双方共同因素。

(2)选择最佳时间到正规医疗机构进行不育评估：一般来说，夫妻在没有避孕的性生活一年内 85%可自然受孕。如果一年之后仍未怀孕，就要考虑进行不育症的评估。35 岁以上的女性在 6 个月之后仍没有怀孕，也要考虑进行不育症的评估。有家族因素或配偶任何一方有不孕不育的危险因素时，应及时进行检查。

(3)自然不育的时间长短对于预测未来生育能力非常重要：那些不育病史短于 3 年的夫妇，以后自然受孕机会还是很大的。反之，病史越久，以后自然受孕的概率会明显降低。

(4)同时，性生活的时机、频率都会影响受孕，性交时间应该选择在女性排卵期间，这需要女方积极密切配合。

一般来说，男性通过治疗改善精液质量至少需要 3 个月时间。在选择治疗方法时，应遵循“降级原则”，先选择药物治疗，然后选择人工授精、试管婴儿等辅助生殖技术。

十二、男性性传播疾病

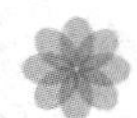

1. 性传播疾病的概念

过去，人们把通过不洁性交传染的疾病称为性病。病变主要发生在生殖器部位，包括梅毒、淋病、软下疳、性病性淋巴肉芽肿和腹股沟肉芽肿5种。1976年，世界卫生组织将通过性接触、类似性行为及间接接触传播的疾病，统称为性传播疾病。性传播疾病除包括上述5种“经典”性病外，涵盖范围已扩展至包括最少50种致病微生物感染所致的疾病：①细菌性疾病：梅毒、淋病、软下疳、腹股沟肉芽肿、阴道棒状杆菌或阴道嗜血杆菌阴道炎；②病毒性疾病：艾滋病、生殖器疱疹、尖锐湿疣、传染性软疣，乙型肝炎、人巨细胞病毒病、成人T细胞白血病；③真菌性疾病：生殖器念珠菌病、股癣；④衣原体性疾病：性病性淋巴肉芽肿、非淋菌性尿道炎；⑤其他：滴虫病、疥疮、阴虱病等。我国目前重点防治的性传播疾病是梅毒、淋病、生殖道沙眼衣原体感染、尖锐湿疣、生殖器疱疹及艾滋病。常见的传播途径为性行为传播，同性或异性性交是性病的主要传播方式。其他性行为如口交、指淫、接吻、触摸等，也可发生感染。间接接触传播、血源性传播、母婴传播及医源性传播相对少见。性病对人体健康的危害性大，传染性强，并能引起不孕不育、异位妊娠、早产、流产和死胎等各种并发症和后遗症，还可引起新生儿和儿童的感染。一些性病还可损害心脏、脑等人体的重要器官及全身免疫系统功能，甚至导致死亡。

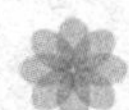

2. 性传播疾病主要的危害

简单地说，性传播疾病害人、害己、害社会，还会影响下一代。

(1)危害个人：治疗不及时、不彻底可造成各种急慢性疾病，乃至死亡。晚期梅毒可损坏心血管、神经系统及骨骼；淋病可引起附睾炎、尿道狭窄、盆腔炎、输卵管阻塞，导致宫外孕、流产、不孕不育等。性病对患者可产生严重的心理负担，影响正常工作、生活，甚至丧失生活信心。

(2)危害家人：性病会不失时机地传染给配偶，污染的生活用品还可传染家人，造成家庭内的传播，或引发婚姻危机。

(3)危害后代：患有性病的母亲可能会将性病病原体传染给胎儿或婴幼儿，梅毒可通过胎盘传染给胎儿，发生流产、早产、死产、先天梅毒。淋球菌可通过产道感染新生儿，使婴儿患淋菌性眼炎。沙眼衣原体可引起新生儿眼结膜炎或肺炎等疾病。

(4)危害社会：性病的流行与嫖娼、卖淫、多性伴、吸毒等社会丑恶现象存在密切关系。性病不仅损害患者的身心健康，还会影响其劳动能力，更会增加国家的经济支出。

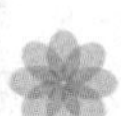

3. 性病传播途径

性病主要通过以下 4 条途径传播，①性接触传播：即通过各种性接触(阴道性交、口交等)传染，这是性病传播的主要途径。②血液传播：通过接受污染的血液、血制品、共用注射器、针头等传染。③污染的生活用具传播：破损的皮肤黏膜接触污染的生活用品，如便器、浴巾、衣物、被褥、浴盆等传染，但这种情况很少见。一般日常接触如握手、拥抱、进食等是不会传染性病的。④母婴传播：通过胎盘、产道及产后哺乳和密切接触而传染给胎儿、婴儿。

游泳池的池水中含有漂白粉等消毒剂，不适合性病病原体存活。另外，即使水中含有病原体，也被大量的池水稀释，很难达到感染所需的数量。因此，一般情况下，在游泳池游泳感染性病的可能性不大。但是，使用公用浴巾、浴盆、游泳衣等有传染性病的可能。

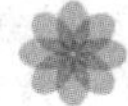

4. 性病患者注意事项

患了性病要及时到正规医院或性病专业防治机构诊治，遵照医嘱用药。注意休息，避免剧烈运动和过度疲劳。禁酒，不吃辛辣食物，多饮水。生活用品(如浴巾、脸盆、浴缸、便器等)分开使用，或用后消毒。做好个人卫生，对有污染的内衣裤严格消毒。动员配偶和性伴侣到医院做检查和治疗。禁止性生活。

有些人认为，性病就像麻疹一样，患过后可产生持久的免疫力，不会再次得病。这是完全错误的，人体对性病病原体没有终身免疫，患病一次后如遇传染源还会再感染及传染。因此，性病治愈后同样须加强个人防护，洁身自好，避免婚外性接触，正确使用安全套。

孕妇得了某些性病，可经过胎盘传染给胎儿。如早期梅毒感染的孕妇，未经过治疗的情况下，胎儿感染的概率接近100%，早产和新生儿死亡率接近50%。如果是晚期梅毒，胎儿感染的概率约有10%。如果孕妇感染原发性生殖器疱疹，约有40%的胎儿受影响，出现流产、宫内发育迟缓、早产、新生儿先天性疱疹等。如果孕妇感染淋病、沙眼衣原体感染、尖锐湿疣等，一般不会通过胎盘传染给胎儿。但是，在经产道分娩时可传染给新生儿，引起新生儿淋菌性或沙眼衣原体性眼结膜炎、沙眼衣原体性肺炎、咽喉乳头瘤病等。

孕妇得了性病应及时到医院检查治疗，适当采取有关治疗措施。医师会根据情况决定是否需要中止妊娠。并不是每个患性病孕妇都需要中止妊娠，如早期经青霉素正规治疗的梅毒孕妇所生婴儿基本都是健康的。

5. 性传播疾病患者应积极配合治疗

一些由细菌、衣原体、支原体、螺旋体等病原体引起的性病容易治愈，如淋病、非淋菌性尿道炎、梅毒（早期梅毒）、软下疳等。使用合适足量的抗生素治疗这类性病，可达到临床和病原学治愈。由病毒引起的性病不易治愈，如生殖器疱疹、尖锐湿疣等这些疾病通过治疗可以达到临床治愈，但容易复发，需要结合全身免疫治疗。目前尚未研制出根治艾滋病的特效药物，也没有可用于预防艾滋病的有效

疫苗。

性传播疾病的种类较多，致病病原体种类不同，治疗方案也不同。患者在治疗期间应注意以下几方面。

(1)坚持正规治疗，严格遵照医嘱：有的患者症状一旦缓解或消失就停止治疗，未完成全疗程，易导致治疗不彻底或复发。有的患者盲目用药治疗不规则，给进一步治疗带来困难。

(2)追踪性伙伴和夫妻同治：配偶或者性伴侣未及时治疗或治疗不彻底，可造成双方反复感染，导致疾病久治不愈。因此，强调夫妻同查同治，以便消除传染源和防止循环传染。

(3)治疗期间要禁止性生活：性病患者在治愈前要禁止性生活，至少也应采用避孕套安全性交，以防止疾病进一步传染扩散。

(4)定期复查，了解疾病治疗效果：梅毒患者在完成正规治疗后的一年内应每间隔 3 个月、第二年应每间隔 6 个月行梅毒血清学检测；淋病正规治疗后第 7～10 天及第 14 天左右做淋球菌检查等，以预防复发。

(5)摆正心态，正确对待，知错就改，着眼未来：部分患者心理负担过重，整天顾虑重重，即使已经治愈，还觉得有各种各样的不适感，甚至怀疑自己是不是有其他性病。应彻底规范自己性行为，放下包袱，享受美好生活。

6. 淋病的特点与治疗原则

淋病是目前最常见、发病人数最多的性传播疾病。是由淋球菌感染引起，从感染到发病的时间一般为 2～10 天，平均3～5天。以泌尿生殖系统化脓性感染为主要表现，尿频、尿急、尿痛和尿道灼热感、尿道口红肿、溢出黄色脓液。可并发前列腺炎、精囊炎，甚至逆行向附睾蔓延，引起附睾炎。如果不及时治疗会转成慢性尿道炎。尿道分泌物涂片找到革兰阴性双球菌（即淋球菌）是明确诊断的依据。应选择对淋球菌最敏感的抗生素进行足量、规则的治疗。注意休息和会阴部局部卫生。

7. 非淋菌性尿道炎的特点与治疗原则

非淋菌性尿道炎是指由淋球菌以外的其他病原体感染，主要是沙眼衣原体和支原体等引起的一种性传播疾病。本病在我国日益增多，已成为最常见的性传播疾病之一。从感染到发病的潜伏期为1～3周，临床表现主要为尿路刺激症状，但较淋病的症状轻，很少有脓性分泌物，晨起排尿时有“滴白”现象。尿道分泌物检测到沙眼衣原体或解脲支原体可明确诊断。新一代喹诺酮类抗菌药，不但对衣原体、支原体有效，对淋球菌也高度敏感。多西环霉素、米诺环素在此病治疗上也有较好效果。

8. 尖锐湿疣的特点与治疗原则

尖锐湿疣是由人乳头瘤病毒（HPV）感染所致的以肛门、生殖器部位增生性损害为主要表现的性传播疾病。人乳头瘤病毒有不同的亚型，最常引起尖锐湿疣的人乳头瘤病毒有6、11两种亚型等。感染病毒后大约经过半个月，甚至8个月，平均为3个月的潜伏期后发病。湿疣可在外阴

部、阴道、子宫颈、肛门，男性外生殖器等部位出现菜花样的增生物，可破溃、渗液和感染。偶可见于阴部及肛周以外的部位，如腋窝、脐窝、口腔、乳房和趾间等出现菜花样增生物。用3%～5%醋酸溶液局部外涂或湿敷乳头状瘤感染区域5～10分钟后可变为白色，即所谓“醋酸白现象”。切除菜花样肿物送病理检查是诊断的最重要证据。尖锐湿疣的治疗除了局部外涂化学药物、冷冻治疗、电烙治疗、激光治疗及手术切除等治疗方式外，可使用全身免疫疗法作为辅助治疗以预防复发，应用干扰素在肌内、皮下和皮肤损害区基底部等部位注射。注意个人卫生，防止接触传染，不发生婚外性行为是预防尖锐湿疣发生的重要方面。

9. 梅毒的特点与治疗原则

梅毒是由梅毒螺旋体引起的慢性、全身性性传播疾病。梅毒是世界流行性病，每年约有1200万新发病例。临床上可表现为一期梅毒、二期梅毒、三期梅毒、潜伏梅毒和先天梅毒（传染给胎儿的梅毒）等。一期梅毒在阴茎、龟头、冠状沟、包皮、尿道口、肛门等部位出现硬下疳。二期梅毒一般在硬下疳消退后在皮肤和黏膜上出现类似玫瑰糠疹的红斑，并伴发热、头痛、骨关节酸痛、肝脾大、淋巴结肿大等。三期梅毒出现心脏、神经、胃、眼、耳等组织和器官破坏，功能丧失及皮肤溃疡等，严重者导致残疾或死亡。潜伏期梅毒则无明显临床表现。梅毒皮损处分泌物检查发现运动的螺旋体或进行血液、脑脊液抗原抗体检测发现梅毒抗体阳性可明确诊断。梅毒的治疗要做到早诊断，早治疗，药物剂量足和疗程足，目前青霉素仍为治疗梅毒的主要药物。梅毒患者在完成正规治疗后的一年内应每间隔 3 个月、第二年应每间隔 6 个月行梅毒血清学检测。

 10. 滴虫病的特点与治疗原则

滴虫病是由毛滴虫感染所引起，滴虫阴道炎是妇科常见的疾病。男性滴虫病患者临床表现轻微，有程度不同的尿道灼痒和不适感，排尿时加重，严重时出现后尿道及膀胱感染的症状。用棉拭子擦拭尿道及阴道黏膜，通过悬滴法找到活动的毛滴虫或涂片染色找到滴虫虫体可以明确诊断。滴虫病治疗包括局部治疗和全身治疗两个方面：采用乳酸或醋酸溶液冲洗阴道，然后使用甲硝唑阴道泡腾片可有效控制局部症状，但不能彻底杀灭虫体，停药后易复发；应同时口服甲硝唑进行全身治疗。

 11. 生殖器疱疹的特点与治疗原则

生殖器疱疹是由单纯疱疹病毒（HSV）引起，可反复发作，对患者的健康和心理影响较大。还可通过胎盘及产道感染新生儿，导致新生儿先天性感染。单纯疱疹病毒只存在于人类，从感染到发病的潜伏期为 3～14 天，临床主要表现为外生殖器或肛门周围成片或散在的小水疱，破溃后形成糜烂或溃疡，有疼痛感。男性多发生于龟头、冠状沟、尿道口、阴茎体及阴囊。女性好发于外阴、阴道及宫颈。两性均可见于肛周、大腿及臀部。腹股沟淋巴结常肿大、压痛明显，伴有发热、头痛、乏力等全身症状。细胞学检查在多核巨细胞的胞核内找到嗜酸性包涵体时有助于诊断，病毒抗

原检测可明确诊断。治疗主要采用抗病毒药物治疗来缓解症状，减轻疼痛，缩短病程及防止继发感染。

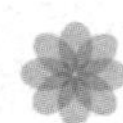 12. 艾滋病的特点与治疗原则

艾滋病是危害性极大的传染病，由感染了攻击人体免疫系统的艾滋病病毒（HIV 病毒）引起。人体免疫系统中最重要的清道夫淋巴细胞受到病毒攻击，该细胞被大量破坏，使人体丧失免疫功能，极易感染各种疾病，并引发恶性肿瘤，病死率较高。艾滋病起源于非洲，后由移民带入美国。艾滋病病毒感染者可能要经过数年，甚至长达 10 年或更长的潜伏期后才会发展成艾滋病患者。患艾滋病以前，可以正常的生活和工作，没有任何症状。因机体抵抗力极度下降会出现带状疱疹、口腔真菌感染、肺结核，特殊病原微生物引起的肠炎、肺炎、脑炎，念珠菌、肺孢子虫等多种病原体引起的严重感染等，后期常常发生恶性肿瘤，疾病的长期消

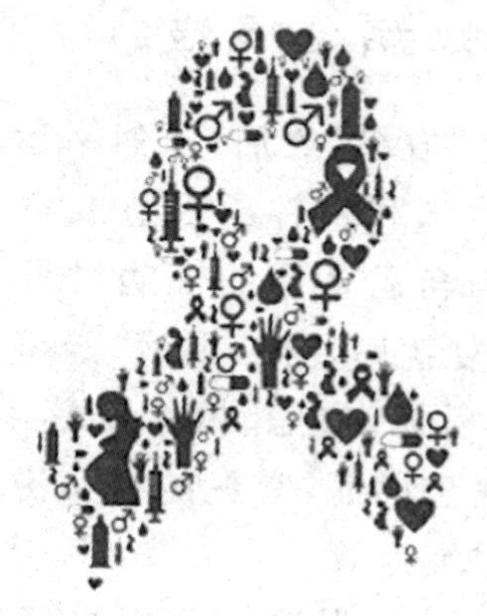

红丝带是艾滋病国际符号代表关心

耗导致全身衰竭而死亡。根据患者不洁性生活史、临床表现，结合实验室检测 HIV 抗体阳性即可诊断。目前尚未研制出根治艾滋病的特效药物，也没有可用于预防艾滋病的有效疫苗。现阶段的治疗目标是最大限度和持久地降低体内病毒负荷，重建和维持免疫功能，提高生活质量，降低艾滋病相关疾病的发病率和死亡率。本病的治疗原则包括：一般治疗、抗病毒治疗、恢复或改善免疫功能的治疗及对机会性感染和恶性肿瘤的治疗。采取积极的预防措施是防治艾滋病的关键。坚持洁身自爱，不卖淫、不嫖娼，避免婚前、婚外性行为；严禁吸毒，不与他人共用注射器；在医师的指导下输血和使用血液制品；不要借用或共用牙刷、剃须刀、刮脸刀等个人用品；使用安全套是性生活中最有效的预防性病和艾滋病的措施之一；要避免直接与艾滋病患者的血液、精液、乳汁和尿液接触，切断其传播途径。握手和拥抱是不会传播艾滋病的。

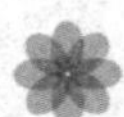

13. 克服性病恐惧症

有的男性自己"放纵"之后，虽然幸运地未感染性病，却因长时间的情绪紧张和精神压抑造成自主神经紊乱，牵强地将自己的症状与自己认定的性病对号入座，甚至不相信医院检测结果，反复就诊，身心俱疲，经济受损，进而产生一系列新的症状群，后悔、焦虑、情绪低落，甚至有自杀倾向。这种表现就是性病恐惧症，常见的有艾滋病恐惧症、尖锐湿疣恐惧症及梅毒恐惧症等。

性病恐惧症是一种强迫性恐惧神经症，患者一般都有一定文化知识，在网络或者书籍上了解过一些性病的知识，

加之有婚外性生活史，对号入座。但因为自己并非专业医师，往往以偏概全，越看越像，越琢磨越是。临床上表现为无明显的器官损害或者伴随有不相关的器官病变，医学相关检查都未发现明显病变，但总是怀疑自己患上性病，或原有的性病一直存在，从而导致其情绪紧张、忧虑等精神心理症状。

其实，性病恐惧症比性病更可怕。性病恐惧症患者一般曾有过不洁性生活史，有的甚至采用了安全套、有的仅仅搂搂抱抱，却带来了无尽恐惧、烦恼。性病恐惧症患者的恐惧主要来自于3个方面：担心传染给配偶，担心感染性病会造成不育或者对身体带来危害甚至死亡，担心会传染给下一代。一些不正确的甚或夸大的宣传更令患者雪上加霜，莫名的恐惧让患者总觉得这儿不舒服、那儿不舒服，尿道的一些轻微症状，都被放大到极致，认为是性病来袭。

避免性病恐惧症的最好方法是向专业医师求诊，结合细菌、血液等方面检查可以很好地排除性病，可以多了解一些性病的鉴别诊断科普知识，避免对号入座。我们身体的免疫系统疾病、药物过敏及包皮龟头炎症都可以引起一些男性外生殖器的变化或排尿症状。如果依然不能脱离对性病的恐惧可以找心理医师进行疏导。患者一定要有良好的心态，遵循健康科学的生活方式，坚持到正规医院进行规范化检查治疗。如果高危行为过后经过专业医生诊断没有感染性传播疾病，就不要陷入性病恐惧之中，而应借此敲响警钟，把它视为上天对自己的一次恩赐，更加珍爱生命，洁身自好，反而可以成为人生中宝贵的一课。

十三、生活方式与男性生殖健康

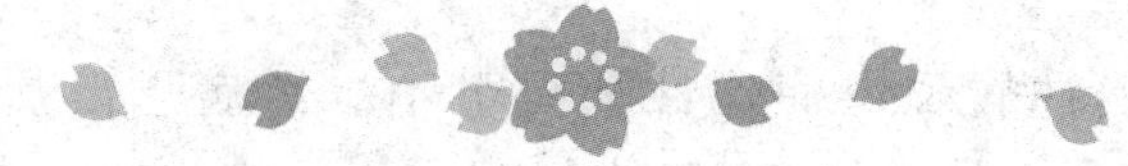

1. 环境因素对男性生殖功能的影响

社会经济的发展，给生态环境带来了极大的破坏。每个人都必须在一定的环境中生活，环境中的理化因素等对人体的直接危害或者人体对环境的各种刺激引起的应激反应都可能会影响男性生殖健康。环境因素对生殖健康的危害有时看不见摸不着，似乎微不足道，但累积起来却会造成不可弥补的后果。因此，认识对人体健康带来危害的环境因素，远离或防治污染，将会给男性生殖健康状况改善带来很大的益处。

人类的工作生活、生产活动不可避免地将化学物质及代谢产物释放到环境中去，许多化学污染物可通过直接或间接方式进入体内，影响人体内正常的激素合成、释放和代谢，干扰机体的内分泌功能，以类似激素的作用对人体生殖系统产生危害，被称为“环境激素”。目前已确认的环境内分泌干扰物有 70 多种，主要有农药、洗涤剂、防腐剂、涂料、染料、塑料制品和石油制品等。近年来，男性不育症患者增

加趋势明显，除了精神及生理因素外，环境因素占有重要地位。广泛应用于塑料和制药业的邻苯二甲酸二丁酯(DBP)就有明显的生殖毒性，DBP可致精液液化时间延长、精液量减少。长时间接触汽车废气也会使精子质量低下，从而影响男性的生育能力。柴油机尾气颗粒物作为城市中常见的环境内分泌干扰物，其内的多环芳烃、二噁英、硝基酚等有机成分可导致生殖功能障碍、生长发育异常等。

重金属及其化合物也会对男性的生殖系统造成损害，目前已发现能造成男性生殖系统损害的金属物质有铅、汞、铝、铜、镉、锰、镍、铬、砷等。这些重金属容易以离子形式蓄积在体内，排出较为困难。这些重金属有的可以透过血液-睾丸屏障，直接对睾丸产生毒性。研究发现，当血液中铅浓度$>40\mu g/dl$时就会使精子质量发生改变，精子数量减少，活力减弱，畸形率增高。随着铅在体内的蓄积，还会损害下丘脑和垂体的中枢指挥功能，影响性激素轴的稳定，从而发生性激素分泌紊乱。曾经对从事汞接触作业的男性进行研究发现，其血液及精液中汞的浓度明显增高，睾丸活检发现睾丸组织中有汞沉积及生精过程的损伤。

热辐射是影响男性生殖功能的常见原因。睾丸对温度较为敏感，睾丸生精的适宜温度在34～35.5℃。当睾丸温度超过45℃ 2小时时，即会影响精子生成及精子的活力。热辐射可引起睾丸内微环境发生改变，可造成睾丸正常结构发生病理改变，使精子密度降低；还可影响附睾功能，影响精子的成熟，造成精子活力下降。热辐射对男性生殖功能的影响主要是精子的畸形率增高、活力降低和密度减少，其中以造成精子畸形率升高最为显著。

随着科学技术的发展，电磁辐射已无处不在。变电压站、高压线、电台、电视台、雷达站、电磁波发射塔、办公自动化设备、空调、冰箱、微波炉、电磁炉、电视机、电脑、手机及一些医疗设备等在使用过程中都会产生不同波长和频率的电磁辐射。这些电磁辐射会对男性生殖功能带来影响，造成睾丸生精功能低下，表现为少精症、弱精症和畸形精子症等。从事放射技术人员与正常男性相比，发生生殖健康问题的概率较高。

长期处于拥挤、嘈杂的声音污染环境可引起睾丸退行性改变，使精液量、精子密度、活力显著降低，而精子畸形率则显著增高，导致精液质量下降。

人类和其他哺乳动物一样，在长期进化过程中，形成了适应自然的节律性生殖方式，生殖功能也具有了明显的季节性。男性春季精子密度、活力及正常形态精子比例明显高于其他季节，春暖花开，万物生长也是人类繁衍的最佳时节。男性长期暴露于寒冷及高原缺氧环境之中，生殖功能将受到一定影响。

环境和有害物质对男性生殖健康带来了严重威胁。男性精子质量的普遍降低，使得临床上对精液常规检查的正常值不得不进行下调。如何防止或消除环境因素对男性生殖健康的危害，营造一个良好的生活、生存环境，是一个十分浩大的工程，需要全人类的共同努力。

环境危害如此之大，弥漫雾霾之痛大家深有体会，营造健康的环境又如此艰难。作为社会生活的个体，应尽量缩短接触射线时间，尽量远离放射源，改变不良生活习惯，并合理搭配抗氧化食品。抗辐射食品种类很多，如十字花科

植物（白菜、萝卜、卷心菜等），特别是富含抗氧化剂如维生素C、维生素E、β-胡萝卜素、番茄红素、葡萄籽、虾青素等食品，具有良好的抗辐射效果。番茄、西瓜等水果富含番茄红素，以番茄的含量最高，具有极强的清除自由基的能力，提高免疫力、延缓衰老等功效。富含维生素A和β-胡萝卜素食品，如鱼肝油、动物肝、鸡肉、蛋黄、西蓝花、胡萝卜、菠菜等。其中天然胡萝卜素是一种强有力的抗氧化剂，能有效保护人体细胞免受损害，从而避免细胞发生癌变。长期食用胡萝卜，能使人体少受辐射和超量紫外线照射的损害。目前国外还将天然胡萝卜素用于化妆品中，发挥其防辐射，保护、滋润皮肤和抗衰老作用。

2. 社会发展给健康生活方式带来的挑战

生活方式包括了人们的衣、食、住、行、劳动工作、休息娱乐、社会交往、待人接物等物质生活和价值观、道德观、审美观等精神生活相关的方方面面。简单地说，就是在一定的历史时期与社会条件下，不同民族、阶层和社会群体的生活模式，它是由生活条件、活动圈子和活动形式3个方面组成的。生活方式是一个内容相当广泛的概念，随着社会的发展而变化，不同的社会、不同的历史时期、不同阶层和不同职业的人，有着不同的生活方式。生活方式的变化直接或间接影响着一个人的思想意识和价值观念。健康生活方式是指人类有益于身心健康的习惯和行为方式。健康生活方式主要包括了合理膳食、适量运动、戒烟戒酒、心理平衡4个方面。社会的发展，不仅仅是经济的增长，更重要的是人们的生活水平和生活质量的提高。改革开放40年，已经极大地促进了中国生产力的发展,直接导致了中国人民生活方式的重大变化。新的符合现代化要求的生活方式正逐步出现,人们在满足温饱问题基础上追求着高水平的生活,人民日益增长的美好生活需要和不平衡不充分的发展之间的矛盾已经成为我国社会的主要矛盾。现代社会经济的发展为人们提供了各种生活便利,“高铁、支付宝、共享单车和网购”被称为新四大发明。人们在享受着便捷的生活方式的同时也承受着其对健康带来的挑战。面对来自生活、工作、学习等各个方面的压力,现代人已经演变成节奏快、压力大、精神高度紧张的生活状态。职场的竞争激烈、子女教育、物价上涨所带来的经济压力,家庭暴力,人际关系紧张等因素,使一些人长时间处于紧张、焦虑之中,进而导致免疫功能下降,引发各类疾病,特别是心理疾病越来越突出;社会的发展给人们的出行带来了质的飞跃,上下楼有电梯、出门有代步车、查资料有网络,与朋友交流有电话、短信、微信,网上购物动动手指就可下单,这样使人们渐渐远离了步行,闲置了双脚;随着生活方式的改变,人们的娱乐内容也变得丰富多彩,很多人因此养成了过量吸烟、酗酒、熬夜、网瘾等一些不良生活习惯,地铁上、高铁上看手机的低头族比比皆是;经济条件改善,膳食结构却越来越不合理。有的人以美食为人生一大乐事,顿顿山珍海味,有的人为了所谓的生意和人际关系,天天举杯畅饮,大量摄入大鱼大肉,疏远了蔬菜,导致现代文明病和生活方式病明显上升,骨质疏松、肥胖和与肥胖相关的糖尿病、高血压、高脂血症、冠心病、脂肪肝等疾病发病率明显增高。不健康的个人生活方式,对个人健康有着重大的危害。

生活方式的改变一方面给生活带来舒适和便利的同时，也对自身身心健康产生了新的问题，如何养成健康的生活方式已经成了人们迫切要解决的问题。

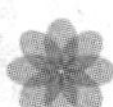

3. 饮食和男性生殖健康的关系

现代医学研究证明，饮食习惯和男性生殖健康有着密切的关系。饮食中如果主要是大量红肉（红肉一般是指猪、牛、羊肉等四只脚动物的肉，相对的鱼肉、禽肉等称为白肉。从营养学角度来讲，红肉中含蛋白质、胆固醇、饱和脂肪酸较高，尤其后两者摄入过多的话容易导致脂肪肝、血管阻塞等疾病）和热狗、培根等加工肉类、高脂乳制品、深加工的谷物等，男性患前列腺癌的概率增加，前列腺癌恶性程度较高，死亡率和总体死亡率也会明显增加。高脂肪饮食会导致非胰岛素依赖型糖尿病、高血压、肥胖和高胰岛素水平等，进而引起代谢综合征，这些都是良性前列腺增生疾病发展中的危险因素，这些因素可导致前列腺的体积增长加速，患者较早出现良性前列腺增生引起的下尿路症状，尿频和排尿障碍。我们的研究团队对前列腺疾病和代谢综合征的关系进行了长达 8 年的系列研究，发现体重指数较高的患者，拥有较高的慢性前列腺炎症状评分，也就是说身体肥胖者前列腺炎的症状就可能严重，那些控制了体重的患者慢性前列腺炎的症状也得到了改善。因此，为了前列腺健康，饮食上应注意以下几点：①限制高脂肪的摄入，建议尽量将每日的脂肪摄入量降低到总热量的 20%以下。②多饮水，促进排尿，促进体内代谢产物的排出。尿液对尿道的冲刷有利于前列腺分泌物和尿道细菌的排出，有助于保持大便通畅,避免发生便秘。③注意硒与锌等微量元素的摄入,硒是一种抗氧化剂,可防止细胞遭受氧化而引起肿瘤生长。饮食上同时还可适量补充维生素C、维生素E,以达到抗氧化清除自由基的目的。黄豆制品富含植化物、可在小肠内转变成生物活性的类激素物质,可能对预防前列腺炎等前列腺疾病有一定的益处。④辛辣刺激食物可使机体湿热加重,使前列腺充血肿胀,影响排尿或者加重前列腺增生患者的排尿症状,平时应少食或不食。

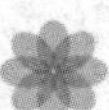

4. 骑自行车与男性生殖健康的关系

前列腺是男性器官中的一个最大附属腺体,位于人体骨盆腔的底部,靠近会阴的地方。长时间骑自行车会使盆底肌肉紧张,过度刺激前列腺,使它肿胀、充血或损伤,前列腺液排泄不畅或者受阻,从而诱发前列腺慢性炎症。英国曾经就自行车运动对男性生殖健康的影响进行了一次史上最大规模的调查研究,该研究对5200名自行车骑行者进行了调查取样。结果表明,一个50多岁的骑行者如果每周骑行9小时以上,那么他罹患前列腺癌的可能性将是其他人的5倍。另外,骑行时肌肉用力和体位的频繁变换可能对睾丸造成反复冲击,著名的自行车运动员兰斯·阿姆斯特朗就曾患有睾丸癌,但是目前没有直接证据证明骑行和睾丸癌的关系,尚需进一步研究确认。当然,骑自行车锻炼,对健康也有不少好处,可以减少糖尿病、心脏病及卒中的风险。对于热爱骑行的男性朋友,建议对骑行工具,骑行姿势,骑行时间有一个科学的认识。首先,应掌握合理的骑行姿势,选择适合自己身高的车架尺寸,选择后半部分较宽的软坐

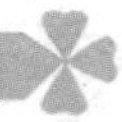

包及有中间空气排放凹槽的坐包。骑行前应将坐包调整到最舒适的位置，让坐包后半部分和坐骨充分接触，前半部分不要过度翘起，以缓解长时间骑行对盆底的压力。建议喜欢骑行长途的车友在骑行后进行温热水坐浴，以促进局部血液循环，放松盆底肌肉。有条件的还可以向运动医学专家系统咨询。

5. 吸烟对男性生殖健康的危害

500 多年前，哥伦布把烟草种子从印第安人那里带到了欧洲。一时间吸烟作为时尚的象征和医治百病的良药在欧洲大陆迅速流行。1962 年始，大量的研究证明吸烟与肺癌的关系、烟草的危害以后，控烟运动逐步兴起，吸烟率在发达国家开始下降。与此相反的是，中国目前烟草消耗量仍居世界第一位，烟民已经超过 3 亿，吸烟者的年轻化趋势越来越明显。

我们常说，吸烟有百害而无一益。香烟的烟雾中含有多种苯类和酚类化学致癌物质，这些物质都被吸到肺里，通过肺泡交换进入血液循环可以传遍全身。在致癌物和促癌物共同作用下，不仅可以导致肺癌，还可以引起口腔癌、咽喉癌、食管癌、胃癌、胰腺癌、肾癌、膀胱癌、白血病等。吸烟已被确认为多种疾病和肿瘤的主要危险因素之一，并且在流行病学、细胞遗传学等方面的研究得到了广泛证实。

吸烟对男性生殖健康也危害极大。研究发现，吸烟对精子的损害主要是由烟草中的尼古丁、生物碱、镉及吸烟引起的氧化损伤，使精子细胞更脆弱易受伤和精子的自我修复能力下降等多种因素共同作用造成的。吸烟对精液质量、精子密度、精子数量、精子运动、精子的存活率及正常精子形态百分率等各种指标均有负面影响,从而降低了男性的生育能力。我们知道,人类的生殖就是精子与卵子结合成为受精卵,依靠精子的脱氧核糖核酸(DNA)才能把父亲的遗传基因传递给下一代。烟草里面的有毒成分会导致精子畸形,使精子里面的脱氧核糖核酸(DNA)产生断裂。如果精子的DNA出现了问题,那么就会对生育一个健康的宝宝带来巨大的威胁。吸烟会引起动脉硬化、糖尿病、高血压等,也是勃起功能障碍发生的危险因素。香烟燃烧后的主要成分可以导致身体释放很多促进血管收缩的化学物质,引起阴茎动脉血管收缩,导致阴茎的血液供应减少,影响阴茎勃起的硬度,吸烟引起的神经变性及内皮细胞损害,可导致阴茎组织中和勃起相关的信号传递者一氧化氮(NO)生成不足,从而影响阴茎血管及海绵体平滑肌的舒张,两种因素协同作用导致男性勃起功能障碍。

为了您和家人的健康,请不要吸烟!

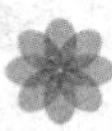

6. 饮酒对男性生殖健康的影响

经常饮酒对男性健康也是有很大危害的。长期饮酒可以损害肝、胃、神经系统,这是众所周知的事实。酒精会使胰液大量分泌,增加胰腺的负担。酒精也会引起胰液排出必经之处的奥迪括约肌的痉挛,造成胰管腔内压力增高,从而导致胰腺炎,危及生命;长期过量饮酒可以导致胰腺的形态结构发生改变,影响到胰岛细胞的功能,引起糖尿病;饮酒对神经系统也有很大的危害,酒精可以使脑部老化过程加速,损伤智力,影响情绪,分散注意力,醉酒严重者会导致

失忆;酒后呼吸困难可致窒息及酒后行动不便导致的跌倒会引起一些外伤,如骨折、脑挫伤等;饮酒易引起急性酒精性肝炎,脂肪肝,肝硬化等;酒精直接通过食管、胃等消化系统,引起慢性胃炎、胃溃疡、十二指肠溃疡、食管静脉曲张、食管出血等;酗酒者身体许多部位癌症的发生率比一般人高,尤其口腔、咽喉、食管、肝等器官 ;感冒药、镇静药、安眠药等如果和酒一起服用,会增强药物作用,而产生生命危险。

同样,饮酒对男性生殖健康也有很大影响。医学研究已经证实,长期大量饮酒者的睾丸生精细胞、支持细胞和间质细胞均会受到不同程度损害,对精子的发生和发育过程产生明显的损害,影响男性精子质量,造成精子数量减少、活力降低,导致男性不育。男性饮酒过量,可能造成男性精子缺陷,从而使下一代出现智力问题和畸形的可能性增加。长期大量饮酒可导致和性激素相关的催化剂酶的活性受到抑制,影响男性雄性激素的水平,导致睾酮水平下降,造成性功能障碍,表现为性欲减退、阴茎勃起障碍等。酒精类饮料可以加速锌的排泄,经常喝酒的男性往往更加缺乏锌元素,而微量元素锌是保障男性前列腺健康和精子活动能力的重要成分之一。醉酒失态必然会引起女性反感,影响夫妻感情和性生活的质量。人们常说"酒后失德",酒醉后容易出现不洁性生活或没有保护的婚外性生活,易导致性传播疾病的发生。

为了有个和谐的家庭,拥有健康的孩子,建议育龄期男性最好在准备要孩子的阶段,不要饮酒。同时建议男性尽量控制酒精饮品的摄入,自制能力差的,干脆戒酒为好。

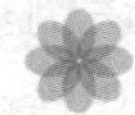7. 生活习惯与男性生殖健康

良好的生活习惯和男性生殖健康密切相关。规律的作息时间,充足的睡眠,可以增强人体的免疫力,抵御疾病的发生。良好的生活习惯可以促进精子的前向运动,没有精子的勇往直前,女性怀孕的概率就大大降低。慢性前列腺炎的病情往往和情绪及精神状态有很大关系。在心情愉悦或者工作学习比较投入时,经常会觉得症状减轻,甚至于感觉不到病痛,在情绪低落时,则感到病痛明显加重。而这种病痛加重的感受,又反过来使得情绪更加低落,从而形成恶性循环,造成情绪持续低落、焦虑、烦躁、社交能力差等。保持良好的生活习惯,努力调节自己的心理状态,保持积极的生活态度,对于维持男性生殖功能的健康十分重要。下列不良生活习惯会危害男性生殖健康。

(1)随着现代人生活节奏的不断加快,为了省时方便,越来越多的男性(尤其是写字楼中的白领)加入到食用快餐的队伍中。研究显示,经常吃大量快餐的人其体内增塑剂邻苯二甲酸酯含量较高。邻苯二甲酸酯是一种添加到塑料当中使其软化的化学物质,通常被用来制造食品包装材料,它会污染谷物、肉类和各种奶制品等食品。美国研究人员还分析了存在于食品塑料包装中的另一种化学物质——双酚 A(BPA),经常食用快餐食品的人体内双酚 A 的含量也很高,这种化学物质与生育有关,会对男性婴儿的生殖系统造成影响。

(2)现代交通工具非常发达,驾车已经成为人们日常出行的代步工具,意大利研究人员发现出租车司机、职业车

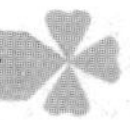

手、货车司机的生殖能力下降最明显，连续驾车超过 2 小时就可能会引起男性精子质量的损害。建议驾车男性持续开车 1 小时后，应该离开车内活动 10 分钟左右。

(3)空气中的一氧化氮和铅一类的污染物质是男性生殖问题的另一杀手。科学家发现，每天在高速公路附近工作或生活 6 个小时以上男性的精子质量，明显比同样年龄其他男性的精子质量差。

(4)长期使用笔记本电脑尤其是将笔记本电脑置于双膝之上会损害男性的生殖健康，因为笔记本工作时散发的热会引起阴囊的温度增加，抑制精子的产生。因此，最好不要长时间使用笔记本电脑时，更不要长时间把它放在膝盖上。

(5)手机不仅是人们的联络方式，而且是人们出行途中消磨时间最常用的娱乐方式。地铁上、高铁上、公交车上、家庭聚会的饭桌上低头族比比皆是。甚至出现过家庭聚会时，大家都在玩手机，引起不欢而散的情况。常用手机不但影响了人们的语言交流，还会引起颈椎、手指的劳累损伤。国外专家研究发现，手机发出的辐射能够杀死或损伤男性精子。

(6)不少年轻父母为图方便、省心，经常给宝宝长时间使用纸尿裤。纸尿裤可以使男婴的生殖器官温度增高，影响睾丸的发育，所以不要长期应用纸尿裤，尤其是在夏天外界温度较高时。

(7)吸烟的危害我们已经专门进行了叙述，再提供一组研究数据以示强化。经常吸烟的男性不育的概率是从来不吸烟男性的 3 倍，吸烟对 30—40 岁的男性生殖系统损害最大。戒烟 2 个月后男性的精子质量会得到提高改善。

(8)使睾丸处在较高的温度环境中，经常穿紧身内裤或者紧身的皮裤、牛仔裤，泡澡时候水温过高会损害睾丸的生精功能。精子必须在 34～35.5℃的温度条件下才能正常发育，而桑拿浴房内的温度大大高出这个标准。建议备孕的男性对此应引起足够的重视。

(9)长期大量饮用咖啡、可乐等碳酸饮料，咖啡中含有的咖啡因影响精子的活力，可乐中含有安钠咖，与咖啡因同类。另外，咖啡因对胎儿的发育也有影响。可乐对精子成熟的影响虽然没有定论，但可乐对牙齿的腐蚀、对消化系统的刺激、影响人体对钙的吸收是被大量的科学研究证实了的。

(10)每日饮水量太少也会导致男性生殖问题。虽然科学家还没有完全弄清楚机体缺水是如何具体影响男性生殖健康，但是事实显示喜欢喝水的男性生殖能力更强。正常人每天的饮水量因气候、温度、运动量大小等而不同。一般情况下，正常人每天平均消耗的水量为 2000～2500ml，体内物质氧化可产生内生水 300ml，故每日应补充水量约 2000ml。不能等口渴的时候再喝水，口渴是体内已经轻微失水的表现。

(11)美国科学家发现，当男性暴食的时候，其精子的质量便会受到损害。大量吃牛排和全脂奶制品的男子的精液质量比吃更多水果、蔬菜和脱脂奶制品的男子精液质量低。这是因为大量吃水果蔬菜的男子摄取了更多的抗氧化剂。科研人员对 61 名男子生殖能力和饮食习惯进行了长达 4 年的研究得出结论，精液质量同肥胖有关，肥胖男子减肥后当

爸爸的概率升高。暴食和高脂肪饮食是肥胖的最主要元凶。

(12)重金属及其化合物会对男性的生殖系统造成损害,目前已发现能造成男性生殖系统损害的金属有铅、汞、铝、铜、镉、锰、镍、铬、砷等。这些重金属可以通过血液-睾丸屏障,直接对睾丸产生毒性。科学家发现,因为海洋受到现代工业污染,海产品中含有过多的对生殖有害的化学物质——汞。因此,过多食用海鲜可能会令血液中的汞含量增高,影响男性生殖。

附录A　男性生殖健康指标随时查

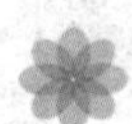

1. 体重指数

体重指数又称身体质量指数，简称体质指数，英文为 Body Mass Index，简称 BMI，是用体重(kg)除以身高(m)平方得出的数值，是目前国际上常用的衡量人体胖瘦程度及是否健康的一个标准。根据世界卫生组织(WHO)的标准，亚洲人的 BMI(体重指数)若＞22.9 便属于过重。亚洲人和欧美人属于不同人种，中国人参考标准如下表。

WHO 标准、亚洲及中国体重指数与相关疾病发病危险性的关系

	WHO 标准	亚洲标准	中国标准	相关疾病发病危险性
偏瘦	＜18.5			低(但其他疾病危险性增加)
正常	18.5～24.9	18.5～22.9	18.5～23.9	平均水平
超重	≥25	≥23	≥24	
偏胖	25.0～29.9	23～24.9	24～27.9	增加
肥胖	30.0～34.9	25～29.9	≥28	中度增加
重度肥胖	35.0～39.9	≥30		严重增加
极重度肥胖	≥40.0			非常严重增加

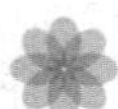

2. 前列腺体积计算公式

通过直肠指诊、经腹B超、经直肠B超、磁共振、CT均可以测算前列腺的大小，临床常用的是经腹B超检查，简便、易行、无创伤。B型超声测定前列腺的左右、前后、上下三个径线值，按照球形体积计算公式便可以计算出前列腺体积。球形体积＝$4/3\pi\times$（半径）^{3}，用三个径线值的一半径替换半径。将上述公式简化为：前列腺体积＝0.52×（三径线之积）。

3. 前列腺炎分型表

准确地对前列腺炎进行分类是正确选择治疗方案的关键。目前国际上普遍采用的是1995年美国国立卫生研究院（National Institutes of Health，NIH）的分类方法。主要是根据患者的症状、前列腺液和尿液白细胞数量、细菌培养结果等指标，将前列腺炎分为四型。

Ⅰ型为急性细菌性前列腺炎。患者起病急，往往有突发的全身发热等不适，伴有明显的尿频、尿急等下尿路感染症状，尿液中白细胞数量升高，血液或（和）尿液中的细菌培养发现细菌。

Ⅱ型为慢性细菌性前列腺炎，约占慢性前列腺炎的5％～8％。有尿频、尿急、尿痛等反复发作的下尿路感染症状，持续时间超过3个月，前列腺液或精液中白细胞数量升高，尿液或前列腺液培养出细菌。

Ⅲ型为慢性前列腺炎/慢性骨盆疼痛综合征，是前列腺炎中最常见的类型，约占慢性前列腺炎的90％以上。主要表现为长期、反复的骨盆区域疼痛不适，持续时间超过3个月，可伴有不同程度的排尿症状和性功能障碍，这类患者生活质量受到严重影响。前列腺液、精液和尿液细菌培养结果均为阴性。根据前列腺液、精液、尿液显微镜检查有无白细胞，该型又可再分为ⅢA（炎症型）和ⅢB（非炎症型）两种亚型。前列腺液、精液或尿液中白细胞数量升高为ⅢA型；ⅢB型患者的前列腺液、精液及尿液常规检查白细胞在正常范围。ⅢA和ⅢB两种亚型各占50%。

Ⅳ型是无症状性前列腺炎，患者平时无任何不适症状，仅仅在行前列腺相关的检查时发现了炎症证据，例如前列腺液、精液常规检查时发现白细胞，前列腺组织活检及前列腺切除标本发现炎症病理改变等。

4. 慢性前列腺炎症状评分表(NIH-CPSI)

第1部分　慢性前列腺炎症状评分(CPSI)—疼痛或不适

(1)在上一周里，在下列部位是否感到疼痛和不适

	是	否
①肛门与阴囊间	□1	□0
②睾丸	□1	□0
③龟头	□1	□0
④腰骶部、膀胱区	□1	□0

(2)上一周是否经历过

	是	否
①排尿时疼痛或烧灼感	□1	□0
②射精时或其后感到疼痛或不适	□1	□0

(3)上一周、上述部位疼痛或不适的程度

□0 从不 □1 偶尔 □2 有时

□3 经常 □4 多数时候 □5 总是

(4)您觉得用哪个数字来描述您的疼痛或不舒服最合适?

无痛□0 □1 □2 □3 □4 □5 □6 □7 □8 □9 □10 最高

第2部分 慢性前列腺炎症状评分(CPSI)—排尿

(5)上一周里排尿不净的感觉频度

□0 从不 □1 少于1/5的次数 □2 少于1/2的次数 □3 大约半数 □4 半数以上 □5 几乎总有

(6)上一周中,排尿不到2小时又有排尿感觉的频度

□0 从没有 □1 5次中不到1次

□2 不足半数 □3 大约半数

□4 多于半数 □5 几乎总是

第3部分 慢性前列腺炎症状评分(CPSI)—症状的影响和生活质量

(7)上述症状是否影响你的生活质量

□0 无影响 □1 仅有一点 □2 有一些 □3 很多

(8)你是否总在考虑着你的症状

□0 没有 □1 仅有一点 □2 有些时候 □3 不时地在想

(9)如不治疗就这样过以后的生活,你怎么想?

□0 非常满意 □1 满意 □2 基本满意 □3 满意与不满意差不多各半 □4 基本上不满意 □5 不满意 □6 非常不满

结果解读:NIH-CPSI主要包括三部分内容(总评分为0~43分)。第一部分评估疼痛部位、频率和严重程度(0~

21分);第二部分为排尿症状,评估排尿不尽感和尿频的严重程度(0～10分);第三部分评估对生活质量的影响(0～12分)。第一部分和第二部分所有得分的和便是症状(疼痛+排尿症状)严重程度评分,0～9分为轻度症状,10～18分为中度症状,18～31分为重度症状。把所有得分相加便可得出总分,轻度为1～14分,中度为15～29分,重度为30～43分。积分越高,症状越重。

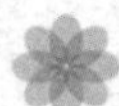

5. 前列腺液常规检查报告单

前列腺作为男性生殖系统最大的附属性腺,其分泌的前列腺液构成精液的1/10～1/3,有保护、增强精子活动及润滑尿道等作用。正常前列腺液是一种乳白色浆液性液体,每日正常分泌量为0.5～2.0毫升,总含脂280mg/dl,其中磷脂占65%,而以卵磷脂为主。显微镜下每高倍视野白细胞数在10个以内,卵磷脂小体满视野为正常。

(1)pH值:正常前列腺液呈酸性pH为6.2～6.5。前列腺炎时pH值可增高。

(2)外观:正常前列腺液外观呈稀薄的淡乳白色。有炎症时分泌物浓厚,色黄或淡红色,浑浊。

(3)卵磷脂小体:正常前列腺液中卵磷脂小体几乎布满视野,检查报告单上标为(+++)到(++++)。发生前列腺炎时卵磷脂小体减少,只有(+)到(++),并有聚集成堆的倾向。

(4)红细胞:正常前列腺液中无或很少有红细胞,即每高倍视野内不超过10个。前列腺炎时每高倍视野内可超过10～15个。

(5)白细胞:正常前列腺液内每高倍视野内白细胞不超

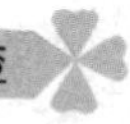

过10个。发生前列腺炎时白细胞可大大超过10个,检查单上显示为(+)到(卌)。注:每(+)代表10个白细胞。

(6)精子:若按摩前列腺时压迫到精囊腺,可在前列腺液中检出精子。

(7)滴虫与真菌:正常情况下前列腺液内无滴虫和真菌。当有滴虫和真菌感染时可在前列腺液内检出。

6. 慢性前列腺炎UPOINT及治疗方案选择表

UPOINT是慢性前列腺炎的一个新的诊断治疗模式,将前列腺炎症状分为6大类型:泌尿(urinary,U),社会心理(psychosocial,P),自身免疫性疾病(器官特异性,organspecific,O),感染(infection,I),神经/系统性(neurologic/systemic,N),疼痛不适(tenderness,T)6类。UPOINT根据各个症状的临床特征给出治疗方案。

UPOINT各表型的纳入标准和治疗方法

UPOINT表型	临床纳入标准	适宜治疗
U:泌尿道型	尿频,尿急和(或)夜尿残余尿增多,排尿困难	饮食调节,α受体阻滞药,苯基偶氮,二氨基吡啶,胆碱能受体阻滞药
P:社会心理型	抑郁,不良应对,社交困难,压力,焦虑	行为认知疗法,心理咨询,抗抑郁药,抗焦虑药
O:器官特异型	前列腺触痛,EPS白细胞+,血尿,下尿道梗阻	舍尼通,α受体阻滞药,前列腺按摩,手术治疗
Ⅰ:感染型	排除Ⅰ类及Ⅱ类前列腺炎,革兰阴性杆菌或肠球菌阳性,抗生素用药史	抗生素

(续　表)

UPOINT 表型	临床纳入标准	适宜治疗
N:神经/全身系统型	腹部及骨盆以外部位的疼痛及其相关的临床表现,如慢性疲劳综合征,肠易激综合征、纤维肌痛	加巴喷丁,阿米替林,神经调节疗法
T:骨骼肌型	局部触痛,腹部及骨盆部的痉挛及扳机点	肌松药物理疗法,锻炼

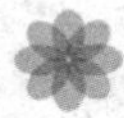

7. 国际前列腺症状评分(IPSS)

国际前列腺症状评分(IPSS)

在最近一个月内,是否有以下症状	无	在5次中				
		少于一次	少于半数	大约半数	多于半数	几乎每次
(1)是否经常有尿不尽感?	0	1	2	3	4	5
(2)两次排尿间隔是否经常<2小时?	0	1	2	3	4	5
(3)是否曾经有间断性排尿?	0	1	2	3	4	5
(4)是否有排尿不能等待现象?	0	1	2	3	4	5
(5)是否有尿线变细现象?	0	1	2	3	4	5
(6)是否需要用力及使劲才能开始排尿?	0	1	2	3	4	5
(7)从入睡到早起一般需要起来排尿几次?	0	1	2	3	4	5
症状总评分=						

生活质量评分(QOL)

	高兴	满意	大致满意	还可以	不太满意	苦恼	很糟
如果在今后的生活中始终伴有现在的排尿症状,您认为如何?	0	1	2	3	4	5	6
生活质量评分(QoL)							

结果解读:国际前列腺症状评分表由7个问题组成,每个问题根据一个月内症状出现的频率将答案分为0—5级,将每个问题的得分相加得总分,总分范围为从0～35分(从无症状到症状严重)。其中0～7分为轻度症状,8～19分为中度症状,20～35分为重度症状。轻度症状暂时不需要治疗,但应定期检查,了解病情有无进展,是否出现并发症等。中重度症状应该选择药物或手术治疗来缓解症状。

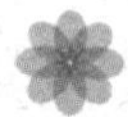

8. 尿流率

尿流率检查是用尿流率仪描记下排尿过程连续的即刻尿流率数值曲线。并提供最大尿流率(ml/s)、平均尿流率(ml/s)、到达最大尿流率时间(s)、尿流时间(s)等相关参数。初步诊断下尿路是否存在梗阻及其程度。

结果解读:在尿量达200ml以上时,正常男性的最大尿流率为20～25ml/s,女性为25～30ml/s。一般认为,最大尿流率在25ml/s以上者可排除梗阻,在10 ml/s以下者提示存在梗阻,两者之间为可疑梗阻。

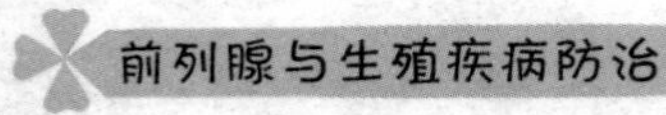

9. 中老年男子部分雄激素缺乏综合征(PADAM)评分表

中老年男子部分雄激素缺乏综合征(PADAM)评分表

症状		总是(3分)	经常(2分)	有时(1分)	没有(0分)	总分
体能症状	全身无力					
	失眠					
	食欲减退					
	骨和关节疼痛					
血管舒缩症状	潮热					
	阵汗					
	心悸					
精神心理症状	健忘					
	注意力不集中					
	恐惧感					
	烦躁易怒					
	对以前有兴趣的事物丧失兴趣					

(续　表)

症状		总是(3分)	经常(2分)	有时(1分)	没有(0分)	总分
性功能减退症状	对性生活失去兴趣					
	对性感的事物无动于衷					
	晨间自发勃起消失					
	性交不成功					
	性交时不能勃起					

结果解读：该评分表可用于40岁以上的男性朋友的自我测试。如果体能症状和血管舒缩症状总分≥5，或精神心理症状总分≥4，或性功能减退症状总分≥8，证明患者可能存在PADAM，即男性更年期综合征。

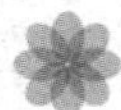

10. 国际勃起功能问卷(IIEF-5评分)

国际勃起功能问卷是根据过去6个月的性生活实际情况回答表中的5个问题。

国际勃起功能问卷(IIEF-5 评分)

	0	1	2	3	4	5
(1)对阴茎勃起及维持勃起信心如何?		很低	低	中等	高	很高
(2)受到性刺激后,有多少次阴茎能坚挺地进入阴道?	无性活动	几乎没有或完全没有	只有几次	有时或大约一半时候	大多数时候	几乎每次或每次
(3)阴茎进入阴道后有多少次能维持勃起?	没有尝试性交	几乎没有或完全没有	只有几次	有时或大约一半时候	大多数时候	几乎每次或每次
(4)性交时保持阴茎勃起至性交完毕有多大困难?	没有尝试性交	非常困难	很困难	有困难	有点困难	不困难
(5)尝试性交有多少时候感到满足?	没有尝试性交	几乎没有或完全没有	只有几次	有时或大约一半时候	大多数时候	几乎每次或每次

结果解读:一般而言,IIEF-5 评分<7 分为重度勃起功能障碍,8～11 分为中度勃起功能障碍,12～21 分为轻度勃起功能障碍。21 分以上为勃起功能正常。

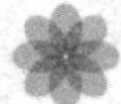

11. 世界卫生组织男性不育诊断标准

(1)特发性少精子症:精子密度$<20\times10^6$/ml,但是>0,才可列为此。

该诊断必备下列条件:①正常的性功能(包括射精功能);②和精子异常:少精子;③和没有其他可适用之诊断。

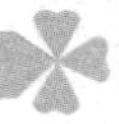

(2)特发性弱精子症：要求精子密度正常，但是活动低下(快速直线向前的精子<25%)。

该诊断必备下列条件：①正常的性功能和射精功能；②和精子异常：弱精子；③和没有其他可适用之诊断。

(3)特发性畸形精子症：要求精子密度和活动力正常，但是形态学数据低(正常形态精子数<30%)。

该诊断必备下列条件：①正常的性功能(包括射精功能)；②和精子异常：畸形精子；③和没有其他可适用之诊断。

(4)梗阻性无精子症：若精液分级为无精子而睾丸活检显示，大多数曲细精管中有大量生精成分则可诊断。由于睾丸活检仅限用于睾丸体积正常，FSH正常的患者，因此这些条件亦适用于诊断。

该诊断必备下列条件：①正常的性功能(包括射精功能)；②和无精子；③和睾丸活检有精子存在；④和睾丸总体积≥30ml；⑤和正常的血浆FSH；⑥和没有其他可适用之诊断。

(5)特发性无精子症：当病人的无精子不明其因时，即由于睾丸体积小或FSH升高，而无睾丸活检之指征或活检显示曲细精管中无精子，则可诊断。

该诊断必备下列条件：①正常的性功能(包括射精功能)；②和无精子；③和(或)血清FSH增高；④和(或)总睾丸体积<30ml；⑤或睾丸活检精子缺如；⑥和没有其他可适用之诊断。

后记　男性生殖系统疾病患者更需要人文关怀

医学人文是医学的另一只翅膀，只有医学人文的存在，技术和装备才会显示出暖人的温度和暖心的服务。

——中国工程院院士、北京大学副校长、北京大学医学部主任　詹启敏

28年前，我开始从事泌尿外科和男科工作，接触治疗了无数的男性疾病患者。深深地体会到“做人难，做男人难，做给男人看病的医师更难”。作为医者，摘取自己从医长河中的几朵浪花作为后记。

20年前，我在北京大学泌尿外科研究所学习，常常跟随男科学前辈朱积川教授出门诊。有一次，一位从外地来的前列腺炎患者来看朱教授的门诊，愁容满面的患者一进诊室就对我们说：“我看遍了家乡的医院，没有一个地方能看好我的病，今天如果看不好，我就不活了”。朱教授先请患者坐下，让他从头到尾把自己的发病情况和治疗经过说一下，30分钟患者还没有说完，朱教授还在微笑地听着。听完患者的叙述，开始耐心地为患者分析病情，又是一个30分钟。那时候，慢性前列腺炎的UPOINT分型治疗概念还没有制订出来，通过相关的检查分析，朱教授为患者确定了慢性前列腺炎骨盆疼痛综合征的分型，结合患者的心理表现，明确了针对性的治疗方案，并对患者进行了耐心的解释。

患者离开诊室时，眉毛已经有了些许的舒展，感激地说："您是第一个完整听我讲完病情的医师，是听我说话时间最长的医师"。患者感激不尽回到老家继续治疗，一个月后在门诊再次见到患者时精神面貌已经明显改观，重新燃起了生活的希望。从老教授身上我们感受到，倾听就是医学人文的温暖！

男性，社会赋予了要强的角色，传统的道德观念使他们患了男性生殖健康系统疾病时身心备受压抑，当他们鼓起勇气见了医师时，总想把自己心中可能已经来回反复的无数个问题弄清楚。见了他最信任的医师时才会说出来。有时仅仅说出来，他们就会感到愉悦。

对于男性生殖系统疾病患者给予更多的关爱已经是泌尿男科医师的共识。回想起我在日本和美国留学时的经历，我的老师公文裕巳教授和 Anthony J. Schaeffer 教授都是国际治疗前列腺疾病的顶级专家。日本冈山大学公文裕巳教授较早在国际上开展前列腺癌的免疫治疗，和我院合作成立了前列腺癌诊断治疗中心。美国芝加哥西北大学 Anthony J. Schaeffer 教授是泌尿外科鸿篇巨制《坎贝尔泌尿外科学》前列腺炎章节的主编。两位教授在泌尿外科门诊出诊的时候，无论多忙都会给就诊的前列腺炎患者留出 30～40 分钟的预约时间。他们认为倾听患者的陈述，为患者进行准确的疾病分型，用舒缓而不是急切的话语安慰患者是治疗成功的关键。

7 年前的秋天，我刚刚结束为期一年的美国西北大学访问学者的工作回到国内，就接到大学同学的电话，一个在国内搞植物研究工作的教授患前列腺炎总是治不好，希望我给他治疗。一个周二的上午,这个五十多岁文质彬彬的植物模型分析专家来到了我的诊室,给我叙述了他的求医历程。他尿频、尿急症状已经将近一年了,去了多家大医院,都按照慢性前列腺炎治疗,可是症状总是不见好转,非常痛苦。我问他:“除了这些症状,你还有其他的不舒服吗?”他说:“有时候尿的颜色有点红”。一查尿常规果然有很多红细胞。我尽快给他安排了B超,发现膀胱内长了几个很大的肿瘤,尽快安排住院进行了膀胱全切尿流改道手术。记得在痊愈出院的前一天,我们进行了交谈,我问他:“就诊时,你为什么不把血尿的病史告诉医师呢?”他难过地说:“第一次在一家大医院诊断为前列腺炎,自己非常恐惧,自己怎么会得上这个病呢?连老婆和已经20岁的儿子也不好意思告诉,只好一个人偷偷去求医。医师往往听到我说出前列腺炎的诊断,也就不再往下听了,开些治疗前列腺炎的药物或者嘱咐我热水坐浴,不要太紧张。因此,一拖再拖,直到遇见你才明确诊断做了手术”。现在,患者定期到我的诊室复查,正常在自己的研究领域从事工作。倾听,不只是会给患者带来温暖。

11个月前,我有了编写这本科普书籍的想法。查资料、写文字、改草稿,常常一坐就是两三个小时。后来真的出现了会阴部不适、排尿不适的症状,我明白久坐使自己的前列腺充血水肿了。通过改变写作习惯,减少久坐时间,简单的调整,症状很快就消失了。这使我想起了国内曾经对从事泌尿男科工作的医师进行的慢性前列腺炎发病情况调查。按照亚洲成年男性中前列腺炎>20%的患病率,全中国从事泌尿男科工作的数万名医师,那么至少有数千例患有前

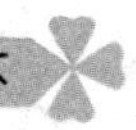

列腺炎，为什么我们极少发现泌尿男科医师出现前列腺炎久治不愈和出现精神症状呢？因为我们了解它，不恐惧，能够坦然面对，即使患上这种疾病也会很快好转。这也使我更加相信，一本有用的科普小书，真正的科普知识也会给患者带来温暖。

在战场上，恐惧会让人失去抵抗的勇气。对男性生殖系统疾病，我们知（男）行易，不恐惧！

愿给男科疾病患者更多的人文关怀！

愿这本书给迷茫中的男性带来温暖！

王　义